LA NUEVA CURA BÍBLICA PARA LA DEPRESIÓN Y LA ANSIEDAD

DR. DON COLBERT

CASA CREACIÓN

La nueva cura bíblica para la depresión y la ansiedad por Dr. Don Colbert
Publicado por Casa Creación
Una compañía de Charisma Media
600 Rinehart Road
Lake Mary, Florida 32746
www.casacreacion.com

Partes de este libro fueron anteriormente publicadas como *La cura bíblica para la depresión y la ansiedad* por Casa Creación, ISBN: 978-0-88419-805-5, copyright © 2001 y Medicamentos). La editorial no es responsable de sus necesidades concretas de salud o alergias que puedan requerir supervisión médica. La editorial no es responsable de ninguna reacción adversa al consumo de alimentos o productos que hayan sido sugeridos en este libro.

Si experimenta grave ansiedad, depresión, pensamientos solicitas o pensamientos que hacer daño a otros, es críticamente importante que consulte con un médico de atención primaria o acuda a urgencias.

Traducido por: Belmonte Traductores
Director de diseño: Bill Johnson

Originally published in the U.S.A. under the title:
The New Bible Cure for Depression and Anxiety
Published by Charisma House, A Charisma Media Company,
Lake Mary, FL 32746 USA
Copyright © 2009
All rights reserved

Visite la página web del autor: www.drcolbert.com

Copyright © 2012 por Casa Creación
Todos los derechos reservados

Library of Congress Control Number: 2012936696
ISBN: 978-1-61638-813-3
E-book ISBN: 978-1-62136-113-8

Nota de la editorial: Aunque el autor hizo todo lo posible por proveer teléfonos y páginas de Internet correctas al momento de la publicación de este libro, ni la editorial ni el autor se responsabilizan por errores o cambios que puedan surgir luego de haberse publicado.

12 13 14 15 16 * 5 4 3 2 1

Impreso en los Estados Unidos de América

ÍNDICE

¡UNA NUEVA CURA BÍBLICA PARA UN NUEVO USTED!

EL SECRETO SE sabe: *incluso los cristianos se deprimen.* Desgraciadamente, las personas cristianas con frecuencia sienten que deben ocultar su dolor y fingir que nada va mal. Este acto en sí mismo puede empeorar mucho más su condición y hacer que sea más difícil vencerla. Si está usted batallando con la depresión o la ansiedad, o si alguien en su familia está sufriendo de depresión o ansiedad, puedo decirle con confianza que hay esperanza.

Antes de continuar, es importante que haga la siguiente afirmación: si usted o un ser querido están teniendo pensamientos suicidas o pensamientos de hacerse daño o usted mismo o a otros de cualquier manera, es críticamente importante que consulte con su médico de atención primaria o vaya a la sala de urgencias más cercana. Pensamientos como esos significan que está usted sufriendo depresión grave, y probablemente necesitará atención especial a fin de controlar la gravedad de sus síntomas.

Sin embargo, para la mayoría de las personas, los conceptos bosquejados en este libro le ayudarán a vencer tanto la depresión como la ansiedad sin el uso de medicamentos. Usted o un ser querido puede que se sientan deprimidos o ansiosos en el momento, pero dieron un importante primer paso hacia la sanidad completa, la salud y la alegría cuando escogieron este libro. Como cristiano que se interesa y doctor médico, escribí este libro concretamente para ayudarles a usted y a sus seres queridos a aferrarse a lo que Jesús denominó "gozo indescriptible" (esto debe de ser seguramente lo contrario a la depresión, una "tristeza indescriptible").

El apóstol Pedro dijo que este tipo de gozo surge de nuestro amor por Jesucristo: "a quien amáis sin haberle visto, en quien creyendo, aunque ahora no lo veáis, os alegráis con gozo inefable y glorioso" (1 Pedro 1:8).

Este libro de *La cura bíblica* le ayudará a pasar de la depresión a la felicidad y de la ansiedad a la paz mental. Bienvenido a otro libro más lleno de esperanza de la serie *La cura bíblica* para ayudarle a saber cómo mantener el templo de su cuerpo en forma y sano emocionalmente y mentalmente. En esta serie de libros, usted descubrirá el plan divino de Dios para la salud del cuerpo, el alma y el espíritu mediante la medicina moderna, una buena nutrición y el poder medicinal de la Escritura y la oración.

Publicado originalmente como *La cura bíblica para la depresión y la ansiedad en 1999, La nueva cura bíblica para la depresión y la ansiedad* ha sido revisado y actualizado con las últimas investigaciones médicas sobre la depresión y la ansiedad. Si lo compara con la edición anterior, verá que también es más extenso, lo cual me permite desarrollar mucho más la información proporcionada en la anterior edición y darle un conocimiento más profundo de lo que usted afronta y cómo vencerlo.

Lo que sigue inalterado de la edición anterior son los pasajes de la Escritura intemporales, transformadores y sanadores a lo largo de este libro que le fortalecerán y alentarán su espíritu y su alma. Los principios, verdades y pautas ya demostrados en estas páginas afianzan las perspectivas prácticas y médicas contenidas también en este libro. Enfocarán de manera eficaz sus oraciones, pensamientos y actos, a fin de que usted pueda sumergirse en el plan de Dios de salud divina para usted, un plan que incluye victoria sobre la depresión y la ansiedad.

Otro cambio desde que se publicó *La cura bíblica para la depresión y la ansiedad* es que he publicado un libro fundamental titulado *Los siete pilares de la salud*. Le aliento a que lo lea, porque los principios de salud que contiene son el fundamento para una vida sana que afectará a todas las demás áreas de su vida. Este libro prepara el escenario para todo lo que usted leerá en cualquier otro de mis libros publicados, incluyendo este.

Es mi oración que estas sugerencias espirituales y prácticas para la salud, la nutrición y el estar en forma aporten sanidad a su vida, aumenten su entendimiento espiritual y fortalezcan su capacidad de adorar y servir a Dios.

—Dr. Don Colbert

Una oración de LA CURA BÍBLICA para usted

Padre celestial, te pido en el nombre de Jesús que abras mi corazón y mi mente a la verdad y el poder absoluto de tu Palabra, la Biblia. Dame esperanza sobrenatural y total seguridad de que si acudo a ti con mis cargas, entonces tú puedes ayudarme y me ayudarás a vencer por completo la depresión. Dame la valentía y la capacidad de aplicar todo lo que aprenda a mi propia vida, de modo que pueda vivir en completa victoria sobre el temor, la ansiedad y la preocupación. Gracias, Padre. Te doy toda la gloria y la alabanza por mi sanidad y victoria en el nombre de mi sanador, Jesucristo. Amén.

ALEGRÍA EN LUGAR DE TRISTEZA

PERMITA QUE VAYA directamente al punto: si se siente usted deprimido en este preciso instante, no tiene que permanecer deprimido. Tome aliento, porque *La nueva cura bíblica para la depresión y la ansiedad* le dará pasos naturales y espirituales positivos para ayudarle a vencer la depresión, la tristeza, la ansiedad y la preocupación. Puede comenzar en este mismo instante a pasar del "pozo del dolor" a la llanura de la estabilidad, la sanidad y la paz mental.

Como médico en ejercicio por más de veinticinco años, he visto un dramático ascenso en la depresión y la ansiedad en mis pacientes. Las estadísticas sobre trastornos de salud mental son absolutamente asombrosas en Estados Unidos. Se calcula que en cualquier año dado, el 26,2 por ciento de los estadounidenses adultos, aproximadamente una de cada cuatro personas, sufre un trastorno mental diagnosticable.[1] Esta cifra se traduce aproximadamente en 57,7 millones de personas.[2]

Los estadounidenses también están normalmente estresados al máximo, y el nivel de estrés está aumentando. Creo que los americanos están experimentando estrés significativamente mayor en el presente que cuando publiqué la primera edición de este libro en el año 1999. Los actuales periódicos y las redes de noticias que informan las veinticuatro horas con frecuencia informan de noticias, como amenazas de guerra y terrorismo, que causan que las personas se vuelvan deprimidas y ansiosas.

Y lo que muchos estadounidenses están experimentando de primera mano es incluso más estresante que lo que ven en las noticias. Debido a la espiral descendente en la economía, muchos americanos están perdiendo sus empleos, sus casas debido a las ejecuciones hipotecarias, o han perdido una gran cantidad de sus ahorros en el mercado de valores. Muchas personas que aún tienen un empleo trabajan más y más duro en los mismos puestos; algunos por menos salario y con menos beneficios para el trabajador.

También está el estrés familiar, no tener suficientes horas en el día para hacerlo todo. Además, muchas familias han sido destruidas por el divorcio o mezcladas mediante varios matrimonios, creando incluso más estrés. Muchos adolescentes se rebelan o abusan de las drogas. Incluso los niños se preocupan por cosas por las que nunca solían tener que preocuparse, como violencia callejera, tiroteos en las escuelas y secuestros de niños.

Situaciones como estas pueden causar que incluso los más optimistas de nosotros nos volvamos estresados, ansiosos, preocupados, temerosos o un poco abatidos. Pero para algunos, estos sentimientos no pasan con rapidez; en cambio, se quedan y se convierten en depresión y ansiedad.

La depresión y la ansiedad pueden conducir a grave dolor emocional juntamente con síntomas físicos, matrimonios y relaciones destruidos, abuso de sustancias o pérdida del empleo como resultado de las ausencias habituales. La depresión y la ansiedad pueden llegar hasta el punto de evitar que usted viva una vida productiva y satisfactoria. Si esto le describe a usted o a algún ser querido, es probablemente el resultado de la depresión o la ansiedad; o ambas. Hablaré de la ansiedad en el capítulo siguiente. Por ahora nos enfocaremos en la depresión.

Como dije, es normal que las personas se sientan "bajas" o estén "desanimadas" cuando experimentan una circunstancia triste, como la muerte de un ser querido o un amigo, la pérdida de un empleo, un divorcio, separación o alguna otra pérdida importante. Sin embargo, cualquiera que experimente depresión continua sin una causa reconocible debería saber que puede que eso sea una señal de advertencia de importante depresión, una aflicción que afecta a millones de personas en todo el mundo.

La buena noticia es que usted puede vencer esos estados. Dios le ha proporcionado recursos en las esferas tanto natural como espiritual para derrotar la depresión y la ansiedad. A medida que usted dé los pasos positivos delineados en este libro, la esperanza debería comenzar a sustituir a la depresión y la paz interior vencerá la ansiedad. (Nota: si su depresión persiste o empeora, consulte con un médico, pastor, psicólogo, consejero de salud mental o consejero cristiano. A veces incluso los más fuertes entre nosotros necesitan una mano que les ayude a vencer un obstáculo).

> Por nada estéis afanosos, sino sean conocidas vuestras peticiones delante de Dios en toda oración y ruego, con acción de gracias.
> —FILIPENSES 4:6-7

¿ESTÁ DEPRIMIDO?

La depresión es un problema global. Una de cada seis personas en todo el mundo sufrirá de importante depresión en algún momento durante su vida. Se ha calculado que para el año 2020 la depresión será la mayor discapacidad en todo el mundo.[3] Por tanto, ¿cómo sabe usted si está deprimido?

Una autoprueba

La siguiente autoprueba tiene tres preguntas. Si usted marca más de dos casillas por pregunta, bien puede que esté deprimido. No es posible que esta lista lo incluya todo; por tanto, si no está seguro de si necesita ayuda, le aliento a que consulte con su médico, consejero pastoral o profesional de la salud mental y dé los pasos positivos que ellos le recomienden juntamente con los recursos de ayuda de este libro. Sin embargo, si tiene algún pensamiento de hacerse daño a usted mismo o a otros, esa es una situación diferente. Debería buscar ayuda profesional de inmediato.

1. Gran parte del tiempo, se siente...

   ❏ ¿Triste?

   ❏ ¿Aletargado?

   ❏ ¿Pesimista?

   ❏ ¿Desesperanzado?

   ❏ ¿Inútil?

   ❏ ¿Indefenso?

2. Con frecuencia...

   ❏ ¿Tiene dificultades para tomar decisiones?

   ❏ ¿Tiene problemas de concentración?

   ❏ ¿Tiene problemas de memoria?

3. Últimamente...

   ❏ ¿Ha perdido interés en cosas que solían agradarle?

   ❏ ¿Ha tenido problemas en el trabajo o en la escuela?

   ❏ ¿Ha tenido problemas con su familia o amigos?

   ❏ ¿Se ha aislado de los demás? ¿O ha querido hacerlo?

   ❏ ¿Ha sentido que no tiene energía?

   ❏ ¿Se ha sentido inquieto e irritable?

   ❏ ¿Ha tenido problemas para dormir, para permanecer dormido o para levantarse en la mañana?

   ❏ ¿Ha perdido el apetito o ha subido de peso?

❏ ¿Ha experimentado persistentes dolores de cabeza,
de estómago, de espalda, dolores musculares o en
las articulaciones?

❏ ¿Ha bebido más bebidas alcohólicas de lo normal?

❏ ¿Ha tomado más medicamentos para el ánimo de
los que solía tomar?

❏ ¿Ha participado en conducta arriesgada, como no
llevar puesto el cinturón de seguridad o cruzar la
calle sin mirar?

❏ ¿Ha estado pensando en la muerte o en su funeral?

❏ ¿Ha estado haciéndose daño usted mismo?[4]

> Mi Dios, pues, suplirá todo lo que os falta conforme
> a sus riquezas en gloria en Cristo Jesús.
> —FILIPENSES 4:19

TRES TIPOS DE DEPRESIÓN

La depresión es muy mal entendida, quizá porque puede afectar a las
tres partes de su ser: espíritu, alma y cuerpo. Cualquier tratamiento
verdaderamente efectivo para la depresión debe dirigirse a las tres
áreas. La mayoría de las veces la depresión comienza en su ámbito
emocional y mental; entonces comienza a afectar a su cuerpo físico, y
finalmente comienza a afectar a su hombre espiritual. Normalmente,
el problema en realidad comienza en la mente debido a un desequilibrio químico. En cualquier caso, Dios tiene respuestas muy reales
para este problema muy real.

Un hecho de salud de LA CURA BÍBLICA
Hechos sobre trastornos del ánimo y la depresión

- Aproximadamente 20,9 millones de estadounidenses adultos, el 9,5 por ciento de la población, sufren algún trastorno del estado de ánimo, que con frecuencia va acompañado por un trastorno de ansiedad. Algunas personas sufren más de un trastorno al mismo tiempo.[5]

- El trastorno depresivo grave, que prevalece más en mujeres que en hombres, afecta aproximadamente a 14,8 millones de adultos, aproximadamente el 6,7 por ciento de la población de EE.UU.[6] Esta es la causa principal de discapacidad en Estados Unidos en edades entre quince y cuarenta y cuatro años.[7]

- El trastorno distímico, que es depresión suave, afecta aproximadamente al 1,5 por ciento de la población de EE.UU.,[8] o a 3,3 millones de estadounidenses adultos.[9]

- El trastorno bipolar afecta aproximadamente a 5,7 millones de estadounidenses, o un 2,6 por ciento de la población adulta de EE.UU.[10]

Los tres tipos principales de depresión, también llamados trastornos depresivos o trastornos del estado de ánimo, son:

Trastorno depresivo grave. La depresión grave es una enfermedad que puede conducir a una incapacidad para funcionar con normalidad en la sociedad, y finalmente puede conducir al suicidio. La depresión grave incluye al menos cuatro de los síntomas del Hecho de salud de La cura bíblica siguiente.

Un hecho de salud de **LA CURA BÍBLICA**

Los síntomas de depresión grave

- Sentimientos de culpabilidad, indefensión, desesperanza o indignidad

- Tristeza persistente y una actitud pesimista

- Dificultad de concentración

- Pérdida de interés o placer en actividades normales que producen placer, incluyendo el sexo

- Insomnio, despertar de madrugada o dormir en exceso

- Fatiga y falta de energía

- Pérdida de peso o subida de peso

- Movimientos lentos y conversación lenta

- Pensamientos suicidas*

---

* Si experimenta cualquier pensamiento de hacerse daño a usted mismo o a otros, busque ayuda profesional de inmediato.

Trastorno distímico. La distimia se caracteriza por un sentimiento de tristeza continuado. Este trastorno tiene síntomas parecidos a la depresión, pero los síntomas son menos intensos y durante al menos dos años. Con esta forma de depresión, la persona está deprimida la mayor parte del día y tiene dos o más de los siguientes síntomas:

- Mal apetito o comer en exceso

- Insomnio o hipersomnio

- Baja energía o fatiga

- Baja autoestima
- Mala concentración o dificultad para tomar decisiones
- Sentimientos de desesperanza

Trastorno bipolar. Este tipo de depresión, también denominada trastorno maniaco depresivo, está caracterizado por cambios de humor que varían desde muy alto (manía) hasta muy bajo (depresión). Estos cambios de humor pueden ser muy rápidos y dramáticos, pero los cambios graduales de la manía a la depresión y de regreso a la manía son más comunes. Con esta forma de depresión, la persona puede que tenga períodos en los que esté gravemente deprimida, seguido por períodos de una conducta grandiosa en la que hay mucha confianza, mucha conversación y mucha actividad, lo cual conduce a conducta vergonzosa y decisiones poco sabias. En la manía plena, el juicio de la persona se ve gravemente perjudicado. En la depresión, los síntomas de la persona son parecidos a los de la depresión grave.

TRASTORNO AFECTIVO ESTACIONAL (SAD)

Otro tipo de depresión que vale la pena mencionar es el trastorno afectivo estacional, abreviado como SAD. Las personas que sufren SAD experimentan importantes cambios de humor cuando la estación cambia, normalmente se deprimen durante los meses de invierno pero experimentan una salud mental normal el resto del año. Se ha descubierto que una terapia con luz es útil para controlar la depresión relacionada con el SAD. La exposición a la luz de alta intensidad desde una caja de luz durante una hora al día por tres o cuatro semanas, o pasar una semana en un clima más soleado, normalmente mejorará el SAD.[11] También puede adquirir visores de luz, que son sencillamente viseras con luces LED en su interior, pues es una opción mucho más asequible que una caja de luz. (Véase el Apéndice B para más información).

> Por lo demás, hermanos, todo lo que es verdadero, todo lo honesto, todo lo justo, todo lo puro, todo lo amable, todo lo que es de buen nombre; si hay virtud alguna, si algo digno de alabanza, en esto pensad.
>
> —FILIPENSES 4:8

TEORÍAS SOBRE LA DEPRESIÓN

¿Por qué se deprimen las personas? Existen muchas teorías sobre la depresión, como las siguientes:

- La depresión es enojo dirigido hacia el interior.

- La depresión está causada por la pérdida, como la pérdida de un ser querido o la pérdida de un empleo.

- La "teoría de indefensión aprendida" afirma que la depresión está causada por sentimientos de desesperanza y pesimismo.[12]

- La "hipótesis monoamina" afirma que los desequilibrios químicos causan depresión, como los desequilibrios de sustancias químicas monoaminos, los cuales incluyen serotonina, epinefrina y norepinefrina. Estas sustancias químicas ayudan a las neuronas en el sistema nervioso a transmitir sus impulsos eléctricos adecuadamente. Cuando se produce un desequilibrio en estas sustancias químicas, la salud mental se ve afectada de modo adverso.[13]

Yo creo que hay parte de verdad en todas las distintas teorías sobre la depresión. Sin embargo, también creo que necesitamos una solución que combine esas teorías a fin de identificar, al igual que corregir, los desequilibrios en los neurotransmisores en el cerebro. (Un neurotransmisor es una sustancia que transmite impulsos nerviosos en una sinapsis (el espacio entre el empalme de dos células nerviosas), parecido al modo en que un cable telefónico transmite señales entre dos teléfonos. Hay neurotransmisores excitatorios, parecidos al acelerador de un auto, los cuales aumentan los impulsos de neuronas, y neurotransmisores inhibitorios, los cuales inhiben los impulsos de neuronas, de modo similar a los frenos de un auto. Los neurotransmisores incluyen serotonina, dopamina, GABA (ácido gamma-aminobutírico), norepinefrina y epinefrina. Cada uno trabaja de manera diferente, algunos inhibiendo (GAMA y serotonina) y otros siendo excitatorios (norepinefrina, epinefrina y dopamina).

¿Es la edad un factor?

La depresión con frecuencia comienza en los años de la mediana edad (la edad promedio del comienzo de los tres trastornos de estado de ánimo enumerados anteriormente está entre los veinticinco y los treinta y dos años).[14] Pero la depresión ha aumentado de modo dramático en los últimos cincuenta años entre niños y adolescentes. Los niños se están deprimiendo cada vez a edades más tempranas. Durante la adolescencia, casi dos veces más muchachos y muchachas están siendo diagnosticados. Y más de la mitad de los adolescentes con diagnóstico de depresión vuelven a recaer en siete años.[15]

De hecho, antes de que publicase por primera vez este libro en 1999, ha salido a la luz una alarmante y nueva tendencia. La investigación muestra ahora que los adolescentes que participan en el sexo casual tienen tres veces más probabilidad de deprimirse que sus amigos que siguen siendo vírgenes; las muchachas adoles-

centes sexualmente activas tienen tres veces la misma probabilidad
de intentar el suicidio, y los muchachos adolescentes sexualmente
activos tienen *siete veces* la probabilidad de intentar el suicidio.[16]

Consejo de salud de LA CURA BÍBLICA
Lecturas recomendadas para padres

Le aliento a que lea un libro fascinante titulado *Hooked* [Enganchado],
escrito por Joe McIlhaney, MD, y Freda Bush, MD, para más información sobre los efectos dañinos y continuados que el sexo casual tiene
en niños y adolescentes. Creo que le resultará sorprendente aprender las
reacciones químicas en el cuerpo que son desencadenadas por el contacto
físico, incluso por los abrazos, y que afectan a nuestra capacidad de
conciliar adecuadamente y establecer vínculos con otros. Cuando estos
desencadenantes se activan fuera de una relación matrimonial estable
y monógama, pueden conducir a mecanismos de unión dañados en el
cerebro y una mayor tendencia hacia la depresión, el suicidio, y más.

Mucho antes que los científicos pudieran identificar lo que tiene
lugar químicamente en el cuerpo, Dios nos advirtió en su Palabra que
nos abstengamos del pecado sexual y evitemos sus consecuencias. Escrituras a leer incluyen: Romanos 6:23, Efesios 5:3-8 y Colosenses 3:5-14.

La depresión es también bastante común entre los ancianos; sin
embargo, los médicos de atención primaria diagnostican mal casi la
mitad de los casos de depresión entre ancianos. Con frecuencia les
dicen que su pérdida de memoria o tristeza es una parte normal del
envejecimiento, o que es sencillamente demencia senil temprana,
que puede desarrollarse y llegar a enfermedad de Alzheimer.

La enfermedad de Alzheimer está caracterizada por pérdida de
función cerebral, incluyendo trastornos de memoria, juicio, razona-
miento, habla y socialización. Rara vez surge antes de los cincuenta

años de edad, y la progresión de esta enfermedad puede llevar desde unos meses hasta cinco años antes de que se produzca una pérdida completa de la función cognitiva.

La depresión en ancianos es reversible; sin embargo, la demencia senil no lo es. Es vitalmente importante realizar el diagnóstico correcto a fin de dar a tales individuos el cuidado adecuado.

FACTORES FÍSICOS

La depresión también puede producirse debido a factores físicos en lugar de psicológicos. Cualquiera que experimente depresión debería hacerse análisis para descartar factores orgánicos. Entre ellos se incluyen:

- Reacciones a medicamentos
- Dolor crónico,
- Baja función tiroidea
- Cáncer,
- Anemia
- Enfermedades del corazón
- Deficiencias nutricionales
- Artritis reumatoide
- Abuso del alcohol
- Interrupciones del sueño
- Consumo de drogas ilegales
- Baja función renal
- Diabetes

Serotonina: la sustancia química de "bienestar" de su cuerpo

La serotonina es un neurotransmisor, y los neurotransmisores son sustancias químicas en sus células cerebrales que funcionan como mensajeros entre las terminaciones nerviosas. La serotonina es absolutamente crítica para una función cerebral óptima. La serotonina nos ayuda a sentirnos calmados y relajados; también nos ayuda a permanecer alerta, enérgicos, felices y bien descansados.

Cuando los niveles de serotonina son bajos (lo cual puede ocurrir bajo el dolor crónico, estrés continuado, insomnio, dietas bajas en carbohidratos, ejercicio excesivo, desequilibrio hormonal), usted normalmente experimentará numerosos síntomas, incluyendo problemas para dormir, fatiga, deseos de comer azúcar y carbohidratos procesados, pérdida de placer, irritabilidad, y otros. Eso también hará que su cuerpo no funcione al máximo rendimiento.

> Mucha paz tienen los que aman tu ley, y no hay para ellos tropiezo.
>
> —Salmos 119:165

Los niveles de serotonina en nuestro cerebro afectan a nuestro estado de ánimo, nuestro sueño, si desarrollamos dolor, migrañas, e incluso a nuestro apetito. Por tanto, no tener suficiente serotonina puede conducir a depresión, ansiedad, deseo de ciertos alimentos (especialmente azúcares y féculas), insomnio, y posiblemente incluso fibromialgia y migrañas. También puede conducir a trastorno de fatiga crónica, trastorno premenstrual e incluso bulimia.

Al utilizar técnicas de imagen cerebral, por primera vez los investigadores han visto serotonina inadecuada en personas que están experimentando depresión. Los investigadores habían sospechado del vínculo entre depresión y actividad de la serotonina por más de un cuarto de siglo, pero no había ninguna evidencia visual directa hasta ahora.

En un estudio publicado en la revista *American Journal of Psychiatry*, médicos del Instituto Psiquiátrico del Estado de Nueva York, de la Universidad de Columbia y la Universidad de Pittsburg, comparararon a seis personas sanas con seis personas que tenían depresión grave y no habían sido medicadas durante al menos dos semanas. Utilizando un medicamento liberador de serotonina, los médicos observaron importantes aumentos, al igual que descensos, en la actividad metabólica en las regiones izquierda y derecha del cerebro en los pacientes sanos pero no en los pacientes con depresión.[17]

Hablaré de suplementos nutricionales que yo recomiendo para capacitar a su cuerpo para producir suficiente serotonina en el capítulo 4. Pero antes de concluir este capítulo, quiero explicarle los factores espirituales de la depresión.

FACTORES ESPIRITUALES DE LA DEPRESIÓN

Todos los tipos de depresión tienen un hilo espiritual común: la falta del gozo de Dios en nuestra vida. Sin gozo en nuestro corazón, nos quedamos sin la energía necesaria para lograr el propósito de Dios para nuestra vida. Pero cuando somos llenos del Espíritu Santo, nuestro pensamiento se vuelve cada vez más como el pensamiento de Dios, y somos llenos de la creencia de que todo es posible mediante la fe.

> No se turbe vuestro corazón; creéis en Dios, creed también en mí.
>
> —JUAN 14:1

Dios nos promete hacer pleno nuestro gozo. "Estas cosas os he hablado, para que mi gozo esté en vosotros, y vuestro gozo sea cumplido" (Juan 15:11). Yo creo que el mejor antidepresivo en su vida es la Palabra de Dios. Confíe en las promesas de Él y busque su gozo abundante por medio de:

- La lectura de la Biblia diariamente y la meditación en su Palabra
- Ser lleno diariamente del Espíritu Santo de Dios
- Memorizar escrituras
- Practicar el pensar según la Palabra de Dios (Filipenses 4:8), hablar palabras dignas de fe, desechar pensamientos que sean contrarios a la Palabra de Dios y practicar la gratitud

No se desaliente. Ya está usted dando pasos de gigante hacia ser lleno del gozo de Él y ser libre del espíritu de depresión y tristeza.

Una oración de LA CURA BÍBLICA para usted

Padre celestial, te pido que me llenes de tu gozo a medida que medito en tu Palabra y tu gran amor por mí. A medida que lea este libro, muéstrame las cosas que necesite aplicar a mi vida para poder vencer la depresión y vivir la vida abundante y sana que tú deseas para mí. También te pido ser lleno de tu Espíritu Santo, a fin de que tenga pensamientos positivos y creativos que lleven sanidad a mi espíritu, alma y cuerpo. Amén.

Una receta de LA CURA BÍBLICA
Identificar la depresión

Enumere cualquier síntoma de depresión que pueda estar sufriendo.

_____

_____

_____

Ahora enumere cualquier escritura o afirmaciones positivas en las que pueda pensar que le ayuden a vencer la depresión en su vida.

_____

_____

_____

_____

PAZ EN LUGAR DE ANSIEDAD

L A DEPRESIÓN Y la ansiedad son con frecuencia compañeras. Si está usted deprimido, puede que también experimente síntomas relacionados con la ansiedad. Debido a su prevalencia, los trastornos de ansiedad han sido denominados "el resfriado común de la enfermedad mental". Aproximadamente 40 millones de estadounidenses adultos de dieciocho años de edad y mayores, un 18,1 por ciento de las personas en Estados Unidos, tienen un trastorno de ansiedad.[1] A continuación hay algunas estadísticas más de las que puede que usted no sea consciente:

- Aproximadamente el 80 por ciento de los individuos deprimidos sufren síntomas de ansiedad psicológica: aprensiones irrealistas, temores, preocupación, agitación, irritabilidad o ataques de pánico.

- Un 60 por ciento de las personas con depresión experimentan síntomas físicos relacionados con la ansiedad: dolores de cabeza, síndrome de intestino irritable, fatiga crónica y dolor crónico.

- Aproximadamente el 65 por ciento de quienes padecen depresión experimentan interrupciones en el sueño.

- Un 20 por ciento se sienten agitados.

- Un 25 por ciento experimentan fobia.

- Aproximadamente el 17 por ciento indican síntomas de ansiedad generalizados.

- Cerca del 10 por ciento sufren ataques de pánico.[2]

Ahora explicaré las cinco categorías de trastornos de ansiedad.

Trastorno de ansiedad generalizado

Aproximadamente 6,8 millones de estadounidenses adultos, un 3,1 por ciento de personas de dieciocho años de edad y mayores, tienen trastorno de ansiedad generalizado, una enfermedad relacionada con un estado constante de preocupación y tensión.[3] Su mente está preocupada con problemas y estrés, y sus músculos normalmente están tensos, especialmente los músculos en el cuello, los hombros y la espalda. Puede ser propensos a rechinar los dientes, apretar los puños, apretar los glúteos y juguetear moviendo las piernas. De modo parecido a un vehículo que marcha demasiado al ralentí, sus músculos están tensos, preparados para luchar o huir, pero usted se está cociendo en sus propios jugos del estrés.

> Cuando pases por las aguas, yo estaré contigo; y si por los ríos, no te anegarán. Cuando pases por el fuego, no te quemarás, ni la llama arderá en ti.
>
> —Isaías 43:2

La ansiedad está relacionada con muchas enfermedades, incluyendo dolores de cabeza por la tensión, migrañas, dolor de cuello crónico, dolor de espalda crónico, DAT, tendinitis (especialmente en los antebrazos), síndrome de intestino irritable, palpitaciones, urticaria, fatiga crónica y fibromialgia, por nombrar solamente algunas. Si sufre usted de trastorno de ansiedad generalizado, es probable que tenga dificultad de concentración, se canse fácilmente, esté inquieto e irritable, y tendrá problemas para dormir y permanecer dormido.

FOBIAS

Una fobia es un temor extremo y exagerado, y hay muchos tipos diferentes de fobias. Permita que comparta brevemente alguna información sobre las fobias que ocurren más comúnmente en Estados Unidos.

- Aproximadamente 15 millones de adultos de dieciocho años de edad y mayores, o un 6,8 por ciento de la población, tienen *fobia social*.[4] La fobia social es un temor a la relación social o el rendimiento social, como ir a fiestas, conocer nuevas personas y hablar en público.

- Aproximadamente 1,8 millones de adultos estadounidenses de dieciocho años de edad y mayores, o un 0,8 por ciento de las personas, tienen *agorafobia*.[5] La agorafobia es un temor a estar en lugares públicos, como un centro comercial. Estas personas normalmente se preocupan por tener un ataque de pánico, tener diarrea o vomitar en un lugar público. Normalmente tienen temor a salir de casa, viajar o estar rodeados de muchas personas.

- Aproximadamente 19,2 millones de adultos estadounidenses de dieciocho años de edad y mayores, o un 8,7 por ciento de las personas, tienen algún tipo de *fobia específica*.[6] Las mujeres tienen dos veces más probabilidades que los hombres de tenerlas. Las fobias específicas son por un temor extremo (y con frecuencia irracional) a un objeto o situación específicos. Estas personas evitan el objeto temido todo lo posible.

Como puede ver por estas estadísticas, las fobias específicas son el tipo más común de fobia. También son la forma más común de trastorno de ansiedad en EE.UU. Según el *Diagnostic and Statistical Manual of Mental Disorders*, cuarta edición (DSM-IV), publicado por la Asociación Americana de Psiquiatría, las fobias específicas están agrupadas en cinco categorías:

1. Las **fobias a los animales** incluyen temor a las arañas, serpientes, insectos, ratones, perros, por ejemplo. Estas son algunas de las fobias específicas más comunes.

2. Las **fobias al medioambiente** natural incluyen temor a las alturas, tormentas, agua, y otros.

3. Las **fobias a las heridas/inyecciones** incluyen temor a resultar herido, ver sangre, recibir una inyección, ver o hablar de operaciones médicas, y otros.

4. **Fobias situacionales** incluyen temor a conducir sobre puentes o en túneles, a volar, a subirse en un elevador, a ir en transporte público, y otras situaciones parecidas.

5. **Otras fobias** incluyen temor al ahogo, a vomitar, a caerse, a los sonidos fuertes, a los globos, a los payasos o a otros personajes con disfraces, y otros.[7]

TRASTORNO OBSESIVO-COMPULSIVO

Aproximadamente 2,2 millones de adultos estadounidenses de dieciocho años de edad y mayores, un 1 por ciento de la población, tienen trastorno obsesivo-compulsivo (TOC).[8] Las personas que padecen TOC tienen pensamientos absorbentes e inquietantes de los que son incapaces de librarse. Utilizan estrategias mentales o actos repetitivos para disminuir la ansiedad causada por esos pensamientos poco saludables. Un ejemplo común es el de una persona que tiene obsesión por los gérmenes y entonces de modo compulsivo lava sus manos o limpia la casa con demasiada frecuencia.

TRASTORNO DE PÁNICO

Aproximadamente 6 millones de estadounidenses adultos de dieciocho años de edad y mayores, o un 2,7 por ciento de la población, sufren trastorno de pánico.[9] Las personas con trastorno de pánico tienen breves ataques (normalmente durante unos diez minutos) de temor extremadamente intenso o ataques de pánico en los cuales sienten que van a morir.

> Vestíos, pues, como escogidos de Dios, santos y amados, de entrañable misericordia, de benignidad, de humildad, de mansedumbre, de paciencia; soportándoos unos a otros, y perdonándoos unos a otros si alguno tuviere queja contra otro. De la manera que Cristo os perdonó, así también hacedlo vosotros. Y sobre todas estas cosas vestíos de amor, que es el vínculo perfecto. Y la paz de Dios gobierne en vuestros corazones, a la que asimismo fuisteis llamados en un solo cuerpo; y sed agradecidos.
> —COLOSENSES 3:12-15

Otros síntomas incluyen fuertes latidos del corazón, hiperventilación, falta de aire, dolor en el pecho, dolor como si se estuviera ahogando o asfixiando, temblores, mareo, hormigueo o adormecimiento en las extremidades, y sentirse como si estuviera "perdiendo" o volviéndose loco. Puedo decirle a los pacientes que es parecido a tener el acelerador de su auto atascado a toda velocidad mientras el auto está estacionado.

Un ataque de pánico es una grave forma de ansiedad en la cual el corazón se acelera. Muchas veces la persona hiperventila, y también tiene las palmas de las manos sudorosas y una extrema aprensión sin razón aparente. Esto es sencillamente una ráfaga de adrenalina, que es una reacción de lucha o huída que simplemente ocurre en el momento equivocado.

Una de las mejores maneras de prevenir un ataque de pánico es respirar profundamente. Inhale lentamente por la nariz mientras cuenta hasta cuatro. Mantenga la respiración aproximadamente cuatro segundos; después exhale lentamente por la boca durante un período de cuatro segundos. Continúe haciendo esto hasta que el ataque de pánico se vaya.

Aprenderá sobre ciertos aminoácidos que son muy beneficiosos para los estados de ansiedad. La respuesta de lucha o huida implicada en los ataques de pánico normalmente agota las glándulas suprarrenales. Estas importantes glándulas necesitan ser sostenidas por suplementos nutricionales. Ciertas hierbas también son útiles para reducir la ansiedad. Véase el capítulo 5 para un protocolo completo de suplementos naturales que yo recomiendo para la ansiedad.

TRASTORNO DE ESTRÉS POSTRAUMÁTICO

Aproximadamente 7,7 millones de adultos de dieciocho años y mayores, o aproximadamente el 3,5 por ciento de la población, tienen trastorno de estrés postraumático (PTSD).[10] Normalmente, alguien con PTSD ha sido víctima de un trauma importante, como violación, abuso sexual, robo con armas o una experiencia muy humillante. El PTSD también está relacionado con el trauma de guerra, la tortura, un accidente o herida traumáticos, o sobrevivir a un desastre natural como un terremoto o un huracán.

El PTSD puede producirse poco después del trauma o años después. Las personas que sufren PTSD normalmente reviven su trauma en sus mentes, y eso causa una ansiedad paralizante. Yo encuentro muy útil la terapia de campo mental para esta forma de ansiedad, al igual que para las fobias y otras formas de ansiedad.

DERROTAR LOS TRASTORNOS DE ANSIEDAD

Comúnmente trato a pacientes con fobias, PTSD y OCD con terapia de campo mental al igual que terapia de perdón. El psicólogo Roger Callahan desarrolló la terapia de campo mental, y él afirma que del 70 al 80 por ciento de los individuos pueden esperar tener sus emociones negativas totalmente resueltas.[11] (Véase el Apéndice B para más información sobre esta terapia).

La terapia de perdón es algo que yo he desarrollado en mi propia consulta durante los últimos veinte años, y muchos de mis pacientes han visto resultados asombrosos después de esta terapia.

Estas dos terapias requieren ayuda profesional, pero a lo largo de este libro le guiaré mediante pasos que usted mismo puede dar para derrotar la ansiedad y entrar en la perfecta paz de Dios.

> Pero los que esperan a Jehová tendrán nuevas fuerzas; levantarán alas como las águilas; correrán, y no se cansarán; caminarán, y no se fatigarán.
> —ISAÍAS 40:31

LA RECETA DE LA PALABRA DE DIOS

La Palabra de Dios es un antídoto eficaz en la vida cotidiana tanto para la depresión como para la ansiedad. Dios ha creado medios naturales al igual que una receta espiritual para batallar y derrotar la depresión y la ansiedad en su vida. En este capítulo usted ha descubierto varios pasos positivos para vencer la ansiedad. No vuelva atrás ni se desaliente. Continúe avanzando con Dios a medida que vive en el gozo y la paz de Él.

Ore con frecuencia, cite escrituras en sus oraciones y medite en las promesas de Dios. Lea diariamente la Palabra de Dios, y confiese en voz alta escrituras contra la preocupación y el temor. Debería practicar el derribar pensamientos que sean contrarios a la Palabra de Dios. También puede adquirir un CD de relajación en una librería.

Practique la gratitud, y ayude a personas que sean menos afortunadas que usted. Hace años leí una historia sobre un hombre que se quejaba porque no tenía zapatos hasta que conoció a un hombre que no tenía pies.

Yo recomiendo que todos mis pacientes con ansiedad citen escrituras específicas en voz alta tres veces al día antes de las comidas, mediten en ellas a lo largo del día y de nuevo citen esas escrituras antes de irse a la cama.

En el Apéndice A de este libro hay maravillosas escrituras para vencer la ansiedad. Escríbalas, memorícelas y medite en ellas. Póngalas en lugares donde pueda verlas; ponga notas adhesivas en su computadora o sujete escrituras con imanes en la puerta de su refrigerador.

La Palabra de Dios es un antídoto eficaz en la vida cotidiana tanto para la depresión como para la ansiedad. Dios ha creado medios naturales al igual que una receta espiritual para batallar y derrotar la depresión y la ansiedad en su vida.

Una oración de **LA CURA BÍBLICA** para usted

Padre celestial, entiendo que el temor no viene de ti. Te pido que rompas las fortalezas de temor, preocupación y ansiedad en mi vida. Recibo el poder, amor y dominio propio que tú me has prometido en tu Palabra. Pongo mi confianza en ti y descanso en tu perfecta paz, una paz que sobrepasa todo entendimiento humano. Amén.

Una receta de LA CURA BÍBLICA

Vencer la ansiedad

Enumere cualquier síntoma de ansiedad que haya identificado después de leer este capítulo.

_____

_____

_____

Ahora describa pasos que puede comenzar a dar para vencer la ansiedad.

_____

_____

_____

Repase lo que ha enumerado. Mire si ha incluido:

- ❏ Perdonar a otros
- ❏ Oración
- ❏ Meditar en la Palabra de Dios
- ❏ Confesar escrituras
- ❏ Derribar pensamientos contrarios a la Palabra de Dios
- ❏ Leer diariamente la Biblia
- ❏ Memorizar escrituras
- ❏ Ser lleno diariamente del Espíritu Santo de Dios
- ❏ Practicar la gratitud

UNA VIDA LLENA DE GOZO
CON NUEVOS PATRONES
DE PENSAMIENTO

UN DÍA, UN ministro fue a predicar a la iglesia de otro pastor y se quedó en el dormitorio de invitados del pastor. Cuando llegó a la casa del pastor, estaba muy cansado y simplemente cenó con el pastor y su esposa y después se fue rápidamente a dormir.

En mitad de la noche se despertó repentinamente debido a un ruido proveniente del rincón del dormitorio. Rápidamente se sentó en la cama, pero no era capaz de ver con claridad porque la habitación estaba muy oscura; pero a medida que sus ojos se ajustaron a la luz, pudo ver una imagen oscura grande en el rincón de la habitación que parecía estar moviéndose y haciendo un extraño tipo de sonido crujiente.

Él tenía mucho temor, pensando que un fantasma, una aparición o una presencia espiritual oscura había entrado en la habitación. Inmediatamente comenzó a orar, y después de unos minutos sintió alivio al ver que la aparición había dejado de moverse y que el extraño ruido había cesado.

Sin embargo, la extraña aparición comenzaba a moverse otra vez y a hacer ese extraño ruido aproximadamente cada veinte minutos. Aquello continuó sucediendo a lo largo de toda la noche, y él permaneció mirando fijamente al rincón de la habitación.

Estaba muy ansioso, temeroso y temblando a medida que seguía observando y orando durante toda la noche.

Finalmente, en la mañana cuando aparecieron los primeros rayos del amanecer, el ministro entonces fue capaz de ver con claridad que lo que había estado viendo no era en absoluto una aparición; ¡en realidad era una gabardina de color oscuro colgada de una percha que había en el rincón del dormitorio!

El ministro no podía creer que hubiera desperdiciado tanto tiempo y energía, y que hubiera perdido una buena noche de sueño, preocupándose por algo que en realidad él se había imaginado. ¡Ni siquiera era real!

Esto es parecido a los patrones de pensamientos distorsionados que creamos en nuestras mentes. La mayoría de esos patrones de pensamiento son imaginarios y no están basados en hechos. Este libro actuará como una luz parecida a los primeros rayos del amanecer, que le capacitará para reconocer esos patrones y formas de pensamiento. En este capítulo le enseñaré cómo derribar fortalezas y mentalidades y sustituirlas por la Palabra de Dios. Cuando esas fortalezas y formas de pensar sean derribadas, usted aprenderá a practicar la gratitud y entonces entrará en la paz de Dios.

TODO COMIENZA CON SUS PENSAMIENTOS

Su interpretación de eventos traumáticos y su programación mental forman pensamientos que se convierten en creencias. Sus creencias entonces conducen a sentimientos que llevan a elecciones, palabras, acciones o conductas y reacciones. Cuando usted continúa repitiendo conductas, palabras, decisiones y reacciones, finalmente conducirán a hábitos. Los hábitos entonces forman su carácter, y su carácter después determina su destino. Me gusta el modo en que el Dr. David Yonggi Cho explica los efectos de nuestros pensamientos sobre nuestros actos en su libro titulado *Fourth Dimensional Living in a Three*

Dimensional World [Vida en la cuarta dimensión en un mundo de tres dimensiones]:

Hasta el grado en que mentalmente mapeemos nuestros planes para el éxito y llevemos a cabo esos planes en consecuencia, nuestra seguridad de éxito aumenta. Sin embargo, si una persona está más enfocada en el fracaso que en el éxito, la probabilidad de su fracaso aumentará. Cuando nuestra mente piensa en el éxito, nuestros pensamientos darán resultados positivos, y el cumplimiento de nuestros sueños será acelerado… cuando usted comienza a creer que algo es posible, la probabilidad de que emprenda la acción para lograr esa meta aumentará mucho… el pensamiento influencia sus sentimientos y conductas, al igual que su cuerpo físico… por eso debemos comenzar a pensar a la manera de Dios y no a nuestra manera.[1]

Sus pensamientos afectan no sólo a su vida física sino también a su vida espiritual. El Dr. Cho dice que su pensamiento es como "respiración espiritual".[2] Él quiere decir que su pensamiento es tan vital para su vida espiritual como la respiración lo es para su vida física. Debido a que afecta a todo lo que usted hace, su pensamiento es el modo en que Dios lleva a cabo en los planes de Él en su vida. Le aliento a que lea el libro del Dr. Cho, *Fourth Dimensional Living in a Three Dimensional World* para más información sobre el poder que nuestros pensamientos tienen en nuestras vidas.

Tanto la depresión como la ansiedad son trastornos del pensamiento. Cuando usted aprende a sintonizar con sus sentimientos y comienza a capturar pensamientos y creencias que provocan ansiedad, puede entonces sustituir esos pensamientos y creencias automáticos por la Palabra de Dios, la cual resolverá la depresión y la ansiedad. Usted puede literalmente cambiar sus pensamientos y cambiar su vida.

Es imposible diseccionar cada pensamiento porque usted tiene literalmente cientos de miles de pensamientos cada día, sin embargo, puede sintonizar con sus sentimientos. Los sentimientos pueden entonces alertarle de lo que está pensando, lo cual está normalmente en la raíz de su ansiedad.

En 2 Corintios 10:4-5 Pablo afirma: "porque las armas de nuestra milicia no son carnales, sino poderosas en Dios para la destrucción de fortalezas, derribando argumentos y toda altivez que se levanta contra el conocimiento de Dios, y llevando cautivo todo pensamiento a la obediencia a Cristo".

Entienda que estos dos versículos en 2 Corintios hablan sobre pensamientos, imaginaciones y fortalezas. Un pensamiento de ansiedad se convertirá en una imaginación o creencia de ansiedad, la cual, si se medita en ella, con el tiempo se convertirá en una fortaleza o una mentalidad.

Para ayudarle a entender este proceso, piense en las estaciones de radio preestablecidas en un dial de radio. Cuando usted pulsa un botón, está escuchando la estación de radio de entrevistas, y cuando pulsa otro botón, sintoniza con la estación de música cristiana.

Su sistema de creencias preestablecido, normalmente formado en la niñez, finalmente se convierte en una mentalidad, por lo que se denomina una fortaleza en el pasaje de 2 Corintios. Cuando usted opera desde creencias preestablecidas, se siente ansioso sin ni siquiera saber por qué. Entonces actúa tanto sobre la base de esas creencias que pasa por alto incluso el pensar en ellas y simplemente se siente ansioso. En otras palabras, usted reacciona antes de pensar.

Usted aprenderá, cuando se produzcan sentimientos de ansiedad, a identificar los desencadenantes, pensamientos y creencias de ansiedad. Entonces, a medida que programe esos pensamientos y creencias, la ansiedad irá disminuyendo y finalmente se irá.

Romanos 8:5-6 dice: "porque las armas de nuestra milicia no son carnales, sino poderosas en Dios para la destrucción de fortalezas, derribando argumentos y toda altivez que se levanta contra el conocimiento de Dios, y llevando cautivo todo pensamiento a la obediencia a Cristo".

Este versículo nos muestra la importancia de meditar en pensamientos espirituales en lugar de pensamientos mundanos ("de la carne"). Las cosas en que meditamos crean mentalidades. Las mentalidades mundanas conducen a depresión y ansiedad, pero las mentalidades espirituales conducen a vida y paz. La paz es lo contrario a la ansiedad, y podemos desarrollar paz reprogramando y derribando toda mentalidad o fortaleza contraria a la Palabra de Dios y sustituyéndola por escrituras.

DETECTAR VIRUS EN SU COMPUTADORA MENTAL

La mayoría de los patrones de pensamiento que tiene usted en la actualidad han sido aprendidos de sus padres o de otras figuras de autoridad. Cuando usted nació, su mente era como una computadora totalmente nueva con *software* totalmente nuevo. Su pensamiento "enciende" su computadora y lanza el "*software* operativo" que dirige su vida. Sus padres o las personas que le educaron fueron los principales programadores de ese *software* operativo. Si sus padres lo programaron con alabanza, contentamiento, gratitud, amor y gozo, es probable que usted vaya por la vida con ese tipo de actitudes y expectativas.

> Si en verdad le habéis oído, y habéis sido por él enseñados, conforme a la verdad que está en Jesús. En cuanto a la pasada manera de vivir, despojaos del viejo hombre, que está viciado conforme a los deseos engañosos, y renovaos en el espíritu de vuestra mente, y vestíos del nuevo hombre, creado según Dios en la justicia y santidad de la verdad.
> —EFESIOS 4:21-24

Pero si lo programaron con preocupación, usted será propenso a preocuparse; si lo programaron con temor, su reacción automática es el temor; si lo programaron con esperar lo peor, usted esperará lo peor. Sus padres puede que hayan programado limitación en sus patrones de pensamiento diciéndole que usted nunca será lo bastante inteligente, que nunca lo logrará, que nunca tendrá éxito o que no tiene usted talento suficiente.

Mi propósito no es que usted comience a culpar a sus padres; después de todo, es probable que sus patrones de pensamiento fueron programados por sus propios padres, quienes fueron programados por los suyos, y así sucesivamente. Mi objetivo es sencillamente ayudarle a entender dónde se originaron sus patrones de pensamiento.

En realidad todo comenzó cuando Adán y Eva desobedecieron a Dios en el huerto de Edén. Ellos permitieron que el virus del pecado infectase el *hardware* de la humanidad, y desde ese punto en adelante todo corazón y mente han sido infectados. Hemos sido programados con pensamientos depravados, negatividad, desesperanza, enojo e inseguridad.

Cuando los cristianos nacemos de nuevo, recibimos el perdón de Cristo de nuestros pecados y le invitamos a Él a entrar en nuestros *corazones*, pero muchos cristianos nunca limpian el software malo de sus *mentes* aunque el virus del pecado haya sido eliminado. Necesitamos aprender a identificar los sentimientos, pensamientos y creencias que están distorsionados y sustituirlos por la Palabra de Dios hasta que los pensamientos y las creencias de Dios sean automáticos en nuestra mente y nuestro corazón.

Piense en nuestra ilustración del virus de computadora por un momento. ¿Qué sucede cuando un virus entra incluso en la mejor computadora y contamina su software? Al principio, ciertas partes de la computadora no funcionarán adecuadamente, y pierde velocidad. Finalmente, la computadora se congela y puede que no vuelva a funcionar.

Lo mismo sucede con su mente. El virus del pecado infecta su vida, contaminando su software con amargura, falta de perdón, resentimiento, odio, celos, enojo, furia y otros. Si se le permite que se difunda por el sistema, puede afectar a su capacidad de funcionar adecuadamente, al igual que una computadora. Pronto, no sólo su salud mental y su salud emocional estarán afectadas, sino que también sufre su salud física, conduciendo a depresión, ansiedad y muchas otras enfermedades físicas.

Yo creo sinceramente que esos procesos de pensamiento negativos y emociones tóxicas están en la raíz de muchas enfermedades y problemas de salud. En mi consulta, dirijo a muchos pacientes en lo que denomino "terapia de perdón" como paso inicial en su tratamiento.

Entonces les enseño a reconocer sentimientos, creencias y pensamientos que desencadenan depresión y ansiedad. Esos pacientes aprenden a sustituir sus patrones de creencias y pensamientos distorsionados por la Palabra de Dios. También hago hincapié en la importancia de practicar el contentamiento, la gratitud y el gozo, para literalmente aislar el corazón y la mente de la ansiedad y la depresión. (Hablaré más sobre esto posteriormente en este libro).

Sin embargo, demasiados doctores, psicólogos y psiquiatras tratan la depresión y la ansiedad con medicación y psicoterapia que simplemente tratan los síntomas; nunca llegan a la raíz del problema.

TERAPIA COGNITIVA DE LA CONDUCTA

El Dr. Aaron Beck fue un psiquiatra entrenado en la psiquiatría normal de su época. Hace décadas, él utilizó el análisis de los sueños de sus pacientes a fin de encontrar indicaciones de su depresión, ansiedad y enojo. También utilizó la asociación libre, que era una herramienta normal freudiana para que el paciente hablase de sus pensamientos a medida que se producían.

En los años sesenta, el Dr. Beck no estaba satisfecho con este enfoque. Descubrió que cuando sus pacientes permitían correr libremente sus pensamientos, normalmente salían de las sesiones sintiéndose peor en lugar de mejor, pero cuando él ayudaba a los pacientes a desarrollar un enfoque práctico para resolver el problema, ellos tendían a mejorar significativamente más rápido.

Basándose en estos descubrimientos, el Dr. Beck comenzó a

trabajar con sus pacientes para ayudarles a reconocer, debatir y reprogramar sus patrones de pensamiento automáticos. Esto más adelante llegó a conocerse como terapia cognitiva o terapia cognitiva de la conducta.

En la terapia cognitiva de la conducta, el paciente aprende a examinar sus pensamientos y a cuestionar cualquier creencia, suposición o sentimientos negativos. Cuando los patrones de pensamiento negativos ("Si algo malo va a suceder, me sucederá a mí") son rotos, las expectativas dolorosas que les acompañan pierden el poder de cumplirse por sí mismas, y la mayoría de personas experimenta una dramática mejora.

Lo que yo he aprendido a lo largo de los años al dirigir a los pacientes a un terapeuta cognitivo de la conducta es que muchos mejoran, pero la mayoría necesitan aún ser programados con la Palabra de Dios (la Biblia).

En Mateo 13, en la parábola del trigo y la cizaña, la parábola afirma que el Reino de los cielos es semejante a un granjero que planta semillas en su campo, pero en la noche, cuando los trabajadores se habían ido, su enemigo llegó y plantó cizaña entre el trigo.

Los pensamientos distorsionados son como cizaña plantada en su mente y en su corazón. Crecen hasta convertirse en grandes fortalezas que pueden tenerle literalmente encarcelado en la depresión y la ansiedad.

Para derrotar esas fortalezas, tiene usted que aprender a reconocer esa cizaña y arrancarla, y entonces plantar la "semilla incorruptible" de la Palabra de Dios, la cual evita que crezca más cizaña. Cuando esta semilla de la Palabra de Dios es plantada en su mente y su corazón, literalmente produce una cosecha de paz, gozo, gratitud y todos los demás frutos del Espíritu (véase Gálatas 5:22-23).

No debería usted contentarse meramente con leer la Palabra de Dios; necesita tenerla "plantada" en su corazón. Esto significa que necesita tener memorizados ciertos versículos de la Escritura de modo que pueda recordarlos en cualquier momento en que necesite combatir espiritualmente cualquier pensamiento negativo y distorsionado.

La buena noticia es que hay solamente diez principales creencias distorsionadas que necesitan ser reprogramadas. He enumerado algunas de ellas en mis libros *Stress Less* y *Deadly Emotions*. Los patrones de pensamientos distorsionados enumerados a continuación son los diez patrones más comunes que encuentro en mis pacientes. Son parecidos a diez procesos de pensamiento distorsionados identificados por el Dr. David Burns, un renombrado psiquiatra y autor de *Feeling Good*. Algunas de estas creencias están relacionadas con la depresión, algunas con la ansiedad y algunas con ambas.

Después de cada patrón de pensamiento distorsionado a continuación, he añadido una confesión basada en la Palabra de Dios que puede decirse a usted mismo cada vez que se vea atrapado en uno de esos patrones negativos de pensamiento.

PATRONES DE PENSAMIENTO DISTORSIONADOS

1. Pensamiento "Y si…"

Este pensamiento distorsionado es muy común en los individuos con ansiedad. Entre los ejemplos se incluyen: "¿y si pierdo mi empleo?"; "¿y si pierdo mi casa?"; "¿y si mis hijos se enganchan a las drogas?"; "¿y si tengo un ataque al corazón?"; "¿y si tengo cáncer?".

Entienda que pensar "y si…" produce ansiedad y temor. Si usted se enfoca en el "y si…", su temor *crece*; sin embargo, si se enfoca en la Palabra de Dios, su temor *se va*. Elimine este pensamiento de "y si…". Hace pedazos la fe, y sin fe es imposible agradar a Dios.

Aprenda a sustituir "y si…" por lo que dice la Palabra de Dios: Dios siempre me hace triunfar. Todo lo puedo en Cristo que me fortalece. Si Dios es conmigo, ¿quién contra mí? Dios hace que todas las cosas obren para bien para quienes le aman. Dios está obrando a favor de usted. Hay promesas en su Palabra, y usted sabe que puede contar con ellas.

Cada vez que usted declara lo que la Palabra de Dios dice, es parecido a plantar una semilla en un huerto. Cada vez que usted confiesa la Palabra de Dios, es parecido a regar la semilla que ha plantado. Pero cada vez que usted dice "y si…", es parecido a arrancar la semilla que plantó. Por tanto, deje de decir: "¿y si…?".

Confesión de la Palabra de Dios

Confieso que todas las cosas son posibles para los que creen (Marcos 9:23). Pongo sobre el altar las palabras "y si…". Entiendo que pensar "y si…" y las palabras con "y si…" destruyen la fe, y sin fe es imposible agradar a Dios. Me niego a arrancar las preciosas semillas de las promesas de Dios proclamando "y si…". En cambio, proclamaré las promesas de Dios y me preguntaré: "¿Qué dice la Palabra de Dios?"

2. Ser catastrofista

Denomino a este tipo de pensamiento "horrorizar", porque la mente realmente agranda acontecimientos desagradables y los transforma en algo más horrible o terrible de lo que realmente son. En esta mentalidad, la persona hace una montaña de un grano de arena. Con frecuencia describo a las personas que son catastrofistas como que gastan energía por valor de diez dólares en un problema de dos centavos.

Palabras catastrofistas incluyen *horroroso, terrible, horrible, insoportable, odioso, devastador, intolerable y desesperanzador*. Estas son palabras extremas que pueden transformar una circunstancia menor en un estresante importante y crear mucha ansiedad. De modo parecido a derramar líquido inflamable sobre un fuego, estas palabras inflamatorias alimentan la ansiedad.

La única manera de extinguir el fuego es aprender a eliminar estas palabras inflamatorias de su vocabulario y sustituirlas por palabras más prácticas, realistas y con menos carga emocional, como *desafortunado, inconveniente, difícil, aburrido, inadecuado, incómodo* o *desagradable*.

¡Detenga el drama! Aprenda a identificar y eliminar el pensamiento catastrofista. Pida a su cónyuge o a un buen amigo que le ayude a identificar palabras catastrofistas, y aprenda a sustituir esos pensamientos por afirmaciones como la siguiente confesión.

Confesión de la Palabra de Dios

En lugar de *horrorizar*, yo escojo palabras que edifiquen la fe, porque "sabemos que a los que aman a Dios, todas las cosas les ayudan a bien, esto es, a los que conforme a su propósito son llamados" (Romanos 8:28). Sustituyo palabras aterradoras por palabras con menos carga emocional, como *desafortunado* o *inconveniente*. Seguiré practicando este patrón de pensamiento hasta que se convierta en algo automático, haciendo que sea un hábito y una mentalidad.

3. Esperar habitualmente el peor resultado

Este es un común proceso de pensamiento distorsionado en individuos ansiosos y deprimidos. Están programados con la "mentalidad de la ley de Murphy". ¿Recuerda la ley de Murphy? Afirma que si algo *puede* salir mal, probablemente *lo hará*.

Ejemplos de esta forma de pensamiento incluyen: "Si algo malo va a suceder, probablemente me sucederá a mí". "Mi jefa ni siquiera me reconoció hoy, así que estoy seguro de que me odia y probablemente me despedirá". "Mi esposo llega tarde a cenar, así que estoy segura de que tiene una aventura amorosa". "Mi hijo tiene fiebre y dolor de cabeza; estoy seguro de que tiene meningitis".

Entienda que cuando repetidamente piensa en algo, usted crea el potencial para que esos pensamientos se conviertan en profecías que se cumplen por sí mismas. Al imaginar lo peor, usted en realidad está atrayendo inconscientemente malas circunstancias a su vida como si fuera un imán. Gálatas 6:7 dice: "No os engañéis; Dios no puede ser burlado: pues todo lo que el hombre sembrare, eso también segará". En otras palabras, si usted continúa plantando pensamientos con el peor escenario, finalmente obtendrá una cosecha del peor escenario.

En lugar de esperar el peor resultado posible, comience a esperar que le suceda algo bueno.

Confesiones de la Palabra de Dios

Como dice en Salmos 91:10, ningún mal vendrá sobre mi familia ni sobre mí, ni ninguna plaga se acercará a mi morada. Derribo el patrón de pensamiento de esperar lo peor, y confieso sinceramente que algo bueno va a sucedernos a mi familia y a mí hoy y cada día. Entiendo que todas las cosas obran para bien de aquellos que aman a Dios. Mis seres queridos y yo estamos bajo la protección de Dios.

4. Llegar rápidamente a conclusiones

Yo denomino a esas personas que enseguida llegan a conclusiones los "deprimentes", porque este patrón de pensamiento distorsionado comúnmente conduce a la depresión y la ansiedad. Estas personas creen erróneamente que saben lo que otra persona está pensando sin tener ningún hecho que lo sostenga. Repetidamente y habitualmente hacen suposiciones negativas que alimentan la depresión y la ansiedad.

Por ejemplo, entra usted en su restaurante favorito y ve a dos de sus amigos que están almorzando juntos sin usted. Ellos se miran y después se dicen algo en voz baja. Usted inmediatamente supone que han decidido dejarle fuera de la amistad y que están apartándole o señalando alguna falta física. En realidad, están susurrando que están planeando una fiesta de cumpleaños sorpresa para usted en el restaurante y esperan que usted no se lo imagine ahora que los ha visto allí.

Comience a identificar cuando saca conclusiones enseguida. Desafíese a usted mismo a esperar lo mejor de la otra persona. En lugar de ponerse ansioso por cosas que ni siquiera sabe si son reales, decida esperar hasta tener más información antes de sacar una conclusión acerca de la situación.

Confesión de la Palabra de Dios

Me niego a llegar a conclusiones enseguida; en cambio, practicaré 1 Corintios 13:7, que dice que el amor "todo lo cree". Me niego a llegar a conclusiones enseguida; el cambio, capturaré esos pensamientos y los pondré en consonancia con la Palabra de Dios.

En lugar de apresurarme, escojo guardar mi corazón y practicar amar a todos aquellos con los que entre en contacto.

5. Pensamiento en blanco y negro

Si usted sufre de este patrón de pensamiento, ve las circunstancias y los acontecimientos en blanco y negro sin ninguna sombra de grises. Probablemente sea usted un perfeccionista que considera que su trabajo no debe tener tacha o no vale la pena. Puede que perciba una evaluación de rendimiento promedio o un grado promedio como un completo fracaso. En su mentalidad, no hay segundo lugar. El primer lugar es el único lugar ganador; todos los demás son perdedores.

Este patrón de pensamiento distorsionado le prepara para el fracaso, el desengaño, la depresión y la ansiedad. Usted está siempre solamente a distancia de un error del fracaso total. Trabajará incontables horas para que la tarea sea perfecta, o puede que lo posponga y nunca termine la tarea porque si no es perfecta, usted siente que no tiene valor.

También, si batalla con el perfeccionismo necesitara vigilar para que no caiga en la trampa de las comparaciones. Hacer comparaciones es lo contrario al contentamiento. Pablo dijo en Filipenses 4:11: "he aprendido a contentarme, cualquiera que sea mi situación". Entienda que cuando usted compara, normalmente se desesperará.

Deje de enfocarse en lo que usted no tiene y comience a dar gracias a Dios por lo que sí tiene. En lugar de quejarse por su viejo auto, comience a dar gracias a Dios por tener un auto. La mayoría de personas en el mundo ni siquiera tienen un auto. La Palabra de Dios nos advierte contra la queja. En Filipenses 2:14, la Biblia dice: "Haced todo sin murmuraciones y contiendas".

Confesión de la Palabra de Dios

Entiendo que solamente Jesús fue perfecto y que yo nunca puedo ser perfecto. Escojo hacer todo lo que pueda y no compararme con los demás. Siempre me perdono a mí mismo, me acepto a mí mismo y me amo a mí mismo incondicionalmente, incluso si cometo un error. (Ahora diga lo siguiente mientras se mira en el espejo cada mañana: "Me perdono a mí mismo, me acepto a mí mismo y me amo a mí mismo incondicionalmente, incluso si cometo un error").

6. Reglas inaplicables

Esta persona normalmente está atrapada en la ansiedad. Típicamente tiene un conjunto de reglas rígidas acerca de lo que debería, debe o debiera hacerse, e intenta meter a personas y situaciones en su pequeño molde. Sus expectativas son irrealistas porque la persona no tiene control alguno sobre las circunstancias ni sobre otras personas.

Cuanto más irrealistas e inaplicables son las normas, mayor es el desengaño. Ese desengaño normalmente se manifiesta como preocupación, frustración, irritación, culpabilidad, depresión o ansiedad.

Un ejemplo de este tipo de pensamiento incluye: "Deberían dejar de conducir de modo tan imprudente y deberían dejar de interponerse en el tráfico".

Si batalla usted con este patrón de pensamiento, espera que las personas deberían hacer ciertas cosas, la sociedad debería comportarse de cierta manera o las situaciones deberían siempre resultar tal como usted esperaba. Sin embargo, la vida no es justa, y personas y situaciones finalmente le decepcionarán. Esta mentalidad le mantendrá tenso, frustrado, enojado, amargado, y finalmente conducirá a la depresión o la ansiedad.

El pensador sano sabe que la única afirmación con la palabra *debería* que una persona tiene que hacer es la siguiente: "Yo debería practicar misericordia, que es perdón". Las personas y las situaciones normalmente no se comportan del modo en que nosotros queremos que se comporten. Jesús dijo en Mateo 5:7: "Bienaventurados los misericordiosos, porque ellos alcanzarán misericordia". En otras palabras, cuando yo practico mostrar misericordia en lugar de reglas inaplicables, recibiré misericordia.

Me recuerda el musical *Los Miserables*. Jean Valjean fue metido en la cárcel por haber robado una barra de pan y estuvo allí muchos años. Finalmente salió de la cárcel y robó unos caros candeleros y otros objetos caros de la casa de un sacerdote. Cuando fue arrestado y llevado a la casa del sacerdote, aunque Jean había robado los objetos del sacerdote, el sacerdote le perdonó y les dijo a las autoridades que él había regalado esos objetos a Jean. El don de misericordia fue tan grande que Jean dedicó el resto de su vida a hacer el bien.

Confesión de la Palabra de Dios

Suelto todas las normas inaplicables; en cambio, amaré y mostraré misericordia a todo aquel con el que entre en contacto pasando por alto el modo en que yo creo que debería comportarse o actuar. El amor no guarda rencor, así que tiro mi cuaderno de notas.

Elimino las afirmaciones con la palabra *debería* de mi vocabulario, y las sustituyo por "yo prefiero" y "me gustaría". Derribo las afirmaciones con la palabra *debería* y las llevo cautivas a la obediencia a Cristo.

7. Poner etiquetas

El viejo dicho de: "Palos y piedras pueden romper mis huesos, pero las palabras nunca me harán daño" es totalmente falso. Las palabras pueden hacer daño emocionalmente y crear un sistema de creencias que conduce a la depresión y la ansiedad.

Al igual que quitamos las malas hierbas en un huerto, necesitamos quitar esas palabras y eliminarlas de nuestro vocabulario. Ejemplos de etiquetas comunes que utilizamos para nosotros mismos o para los demás incluyen: idiota, gamberro, perdedor, torpe, fracasado, estúpido, patético, y muchas otras. Yo comúnmente escucho a padres y a sus hijos bromear en mi oficina, llamándose unos a otros una o más de esas palabras.

Me gustaría recordar a las personas que esas palabras degradantes sí tienen el potencial de alimentar patrones de pensamiento que conducen al fracaso, mentalidad de perdedor, depresión y ansiedad. Estas etiquetas destruyen la autoestima y la dignidad y, como resultado, muchos nunca se aceptan, se aman o se perdonan a sí mismos.

Confesión de la Palabra de Dios

Soy una nueva criatura en Cristo Jesús según 2 Corintios 5:17, y canceló toda etiqueta negativa y derogatoria pronunciada sobre mí. Me arrepiento por haber etiquetado a otras personas. Me niego a poner a nadie una etiqueta negativa. Escojo verme a mí mismo y a los demás del modo en que Dios nos ve. Dios me ha llamado "precioso", "amado" y la niña de sus ojos, y yo soy su hijo.

8. Filtro negativo

Esta persona normalmente descarta toda información que sea positiva o buena; normalmente descarta cualquier cosa positiva. En otras palabras, puede que oiga un elogio, pero normalmente lo descarta o lo desacredita.

En cambio, oye y recuerda principalmente críticas e información negativa. Se enfoca por completo en lo malo y lo retiene a la vez que permite que cualquier cosa buena se aleje. Con frecuencia se enfoca en las debilidades propias o de los demás y se olvida de las fortalezas, lo cual hace que probablemente sea crítico de sí mismo y de otras personas.

Nadie en este mundo es perfecto, y tampoco nadie es competente en todo. Pero las personas que se quedan en sus incompetencias, imperfecciones o errores pueden caer en un pozo de desesperanza. Por eso yo denomino este patrón de pensamiento "pensamiento de pozo". Comúnmente se relaciona con la depresión. Si usted es un "pensador de pozo", probablemente generaliza en exceso, tomando una circunstancia desagradable y creyendo que representa una tendencia del modo en que procederá su vida. Probablemente utilice las palabras *siempre* y *nunca*. Usted piensa: "Siempre seré de este modo". "Nunca cambiaré". Entienda que palabras como siempre y nunca son palabras absolutas, que le preparan para la creencia de que usted no puede cambiar.

Si esto le suena algo con lo que usted batalla, le reto a que disfrute del siguiente elogio que reciba. No hay nada orgulloso en cuanto a aceptar con agrado la alabanza o un elogio cuando se hace legítimamente. Esto no sólo reducirá la ansiedad, sino que también añadirá riqueza a su vida. Hace años oí a un pastor decir: "Recuerde sus victorias y éxitos, pero olvide sus fracasos e imperfecciones".

Confesión de la Palabra de Dios

Me arrepiento de este patrón de pensamiento negativo. Ahora confieso con valentía Isaías 61:3. Él me da manto de alabanza en lugar de espíritu angustiado. Me quito el viejo manto de un filtro mental negativo, y me pongo el nuevo manto de alabanza y acción de gracias.

Escojo solamente pensamientos positivos según Filipenses 4:8, que dice que piense en cosas que sean verdaderas, honestas, justas, puras, agradables, de buen nombre, virtuosas y dignas de alabanza. Dios ha cambiado mi filtro por un filtro positivo. Él me sacó de un horrible pozo y ha puesto un nuevo canto en mi boca de alabanza y acción de gracias a Dios. Aunque las noticias de la noche sean verdaderas, honestas y justas, rara vez son puras, amables, de buen nombre, virtuosas o dignas de alabanza. Filtro todos los pensamientos, medios, programas de televisión, películas e incluso mis palabras por el filtro del criterio de Filipenses 4:8. Si algo no llega a ese criterio, me niego a verlo, pensarlo o proclamarlo por mi boca.

9. Razonamiento emocional

Una persona con este patrón de pensamiento distorsionado trata sus sentimientos como hechos. Si *se siente* deprimida o ansiosa, cree que algo malo le va a suceder. Si *se siente* incompetente, entonces piensa que debe de estar haciendo un mal trabajo. Si *se siente* rechazada por otros, entonces cree que no tiene valor. Si *se siente* desesperanzada en cuanto a hacer un examen, puede que ni siquiera se presente para hacerlo. Batalla con la tentación a abandonar porque sus emociones le hacen sentirse derrotada.

El pensador sano separa sus emociones de su valor general. Puede separar sentimientos actuales de futuros acontecimientos. Entiende que a pesar del modo en que se sienta, puede cambiar el resultado de su situación confesando, creyendo y meditando en las promesas de Dios, y esperando que la voluntad de Él se cumpla en cualquier situación.

Entienda que los sentimientos negativos son una señal de que usted está pensando pensamientos negativos y deprimentes. Necesita sintonizar de inmediato con los pensamientos o creencias que estén en la raíz de la emoción y sencillamente cambiar el canal de su mente al canal de la gratitud.

Confesión de la Palabra de Dios

No seré influenciado por mis emociones o sentimientos, porque el justo por la fe vivirá (Hebreos 10:38) y es imposible agradar a Dios sin fe (Hebreos 11:6). Estaré firme porque la verdad de mi situación se basa en lo que Dios *dice*, no en lo que yo *siento*. En Gálatas 6:9 Pablo dijo: "No nos cansemos, pues, de hacer bien; porque a su tiempo segaremos, si no desmayamos". Me aferraré a la confesión de mi esperanza sin vacilar, porque fiel es quien prometió. Creo las promesas que Dios ha hecho con respecto a mí, y me niego a permitir que mis emociones me controlen.

10. El juego de la culpa

Muchas personas deprimidas y ansiosas están estancadas en una trampa de culpar a otros o a Dios. Esto crea un círculo vicioso de pensamiento y sentimiento que conduce a la ira, el resentimiento, la amargura, la depresión y la ansiedad.

Las personas con mentalidad de víctima encajan en este grupo de pensadores erróneos. Sienten que son víctimas de las circunstancias y que todo lo malo que les sucede es culpa de alguna otra persona. Un ejemplo de esta forma de pensamiento incluye: "Es su culpa [señalando a su esposa] que yo haya perdido mi empleo porque me hace llegar tarde al no tener preparado mi desayuno". Esta persona no ha asumido responsabilidad.

Para ser libre de este patrón de pensamiento distorsionado, es importante entender que el juego de la culpa evita que usted asuma responsabilidad por sus propios fracasos y en cambio culpe a otra persona. El culpar le mantiene encerrado en el pasado; también evita que se examine a usted mismo y reconozca y elimine patrones de pensamiento y mentalidades que sigan saboteando su vida. En lugar de culpar, asuma la responsabilidad de sus errores, perdónese a usted mismo y niéguese a culpar a otra persona. Si es culpa de algún otro, entonces sencillamente perdone a esa persona. Entienda que el perdón es una decisión y no un sentimiento. Escoja hoy perdonar en lugar de culpar; no por causa de la otra persona, sino por causa del bienestar emocional y físico de usted mismo.

Confesión de la Palabra de Dios

Suelto toda culpa hacia mí mismo, hacia otros y hacia Dios. La Palabra de Dios dice en Mateo 5:7: "Bienaventurados los misericordiosos porque ellos alcanzarán misericordia". Escojo perdonar y cancelar la deuda aunque resulté herido. El perdón es un mandamiento, y entiendo que si yo no perdono, no seré perdonado (Marcos 11:25-26). Me niego a culpar o a repetir cualquier herida o dolor. Entiendo que el perdón es una decisión y no un sentimiento. Escojo perdonar en lugar de culpar.

PONER A PRUEBA SUS PATRONES DE PENSAMIENTO

Ahora que hemos identificado los diez principales patrones de pensamiento distorsionado relacionados con la depresión y la ansiedad, necesitamos aprender a reconocer esos patrones.

La mayoría de esos pensamientos están por debajo del radar porque usted los ha estado practicando tanto tiempo que se han convertido en mentalidades. Puede que pierda el control o se ponga ansioso por un acontecimiento o circunstancia menores sin ni siquiera pensar al respecto, o puede que sienta estrés, depresión o ansiedad y ni siquiera se dé cuenta de que no tiene que reaccionar de ese modo.

A fin de reconocer esos patrones, antes debe sintonizar con sus sentimientos y hacer inventario de lo que está pensando. Al supervisar sus sentimientos, finalmente será capaz de descubrir qué pensamientos y creencias desencadenaron su ansiedad. Yo los denomino "desencadenantes de pensamiento". Esos desencadenantes de pensamiento son casi siempre uno de estos diez patrones de pensamiento distorsionado que se han quedado grabados en su modo de pensar de manera parecida a un virus de computadora. El primer paso para romper esta fortaleza es identificar esos desencadenantes.

También es útil anotar sus pensamientos, escribir exactamente lo que pasa por su mente cuando se siente deprimido o ansioso. (Recuerde que los sentimientos de depresión o ansiedad significan que usted normalmente está pensando un patrón de pensamiento accionado por estar repitiendo o pensando una y otra vez en un acontecimiento traumático).

A continuación, compare los pensamientos que ha escrito en su diario con la lista de los diez patrones de pensamiento distorsionado. Entonces comience a confesar las confesiones positivas de la Palabra de Dios que se correspondan con los pensamientos negativos que haya usted identificado en su diario.

Yo denomino a eso "llevar ante el tribunal sus patrones de pensamiento distorsionado". Mire, la mayoría de personas cree que estos patrones son verdaderos, pues han estado pensando de ese modo toda su vida. Sin embargo, usted necesita llevar a juicio esos patrones de pensamiento y suposiciones, acusarlos, meterlos en la cárcel y después reprogramarlos con la Palabra de Dios. Desgraciadamente, la mayoría de los cristianos no han hecho eso, y esa es la razón de que haya tantos cristianos como no cristianos con depresión y ansiedad.

También recomiendo que busque usted el consejo de un buen terapeuta cognitivo de la conducta para asegurarse de identificar y cambiar esos patrones de pensamientos distorsionados. (Por favor, refiérase al Apéndice B para obtener información). Yo normalmente refiero a mis pacientes a un terapeuta y descubro que las personas con depresión al igual que con todo tipo de trastornos de ansiedad normalmente se beneficiarán mucho de la terapia cognitiva de la conducta.

Una oración de LA CURA BÍBLICA para usted

Padre celestial, comienzo hoy a reprogramar los pensamientos negativos que me tienen atrapado en un círculo de depresión, ansiedad y preocupación. Escojo sustituirlos por pensamientos positivos basados en tu Palabra. Ayúdame a reconocer el modo de pensar distorsionado cuando se produzca y a sustituirlo por la realidad del modo en que tú me ves a mí y mi situación. Amén.

Una receta de **LA CURA BÍBLICA**

Sustituir patrones de pensamiento distorsionado

Enumere cualquier situación común que cause que usted se deprima o se ponga ansioso.

_____

_____

_____

Enumere cualquier pensamiento o creencia distorsionados que puedan ser la causa subyacente de esas situaciones de estrés.

_____

_____

_____

Ahora enumere tres escrituras o afirmaciones positivas que pueda usar para sustituir esos pensamientos distorsionados.

_____

_____

_____

_____

UNA VIDA LLENA DE GOZO CON NUTRICIÓN ADECUADA Y DIETA

L AS COSAS QUE usted come y las cosas que hace pueden contribuir a los sentimientos de depresión. Algunas de nuestras decisiones de estilo de vida y de nutrición más dañinas incluyen beber alcohol, fumar cigarrillos, comer demasiado azúcar, beber demasiada cafeína, comer una dieta rica en alimentos procesados como pan blanco, harina blanca, arroz blanco y pasta, comer comida rápida y comida basura, y ser adicto a los medicamentos.

Usted puede tomar decisiones nutricionales correctas hoy para sustituir la depresión por gozo. Puede que piense: "Me siento demasiado deprimido para tomar decisiones correctas". Si ese es su pensamiento, entonces sustitúyalo de inmediato por este: "Todo lo puedo en Cristo que me fortalece" (Filipenses 4:13).

El delicado equilibrio de sustancias químicas en su cerebro se ve fuertemente afectado cuando usted come muy pocos carbohidratos complejos (como seguir una dieta baja en carbohidratos), tiene el azúcar en la sangre bajo o el azúcar en la sangre alto (que es prediabetes o diabetes), bebe demasiada cafeína, tiene demasiado estrés o duerme poco, o tiene deficiencias nutricionales. Todos estos factores disminuyen sus niveles de *serotonina*, de la que hablamos en el capítulo 1. Por eso, un estilo de vida adecuado y elecciones en la dieta son críticos si quiere usted evitar la depresión.

LA CONEXIÓN ENTRE ALIMENTOS
Y ESTADO DE ÁNIMO

El cerebro depende de una provisión continuada de azúcar en la sangre, y la cantidad ideal que el cerebro desea se sitúa en un rango estrecho. Cuando comemos demasiados alimentos altos en azúcar o demasiados carbohidratos procesados, el azúcar en la sangre se eleva demasiado, lo cual hace que el nivel de insulina aumente a fin de disminuir el azúcar en la sangre. Como resultado del azúcar alto seguido de altos niveles de insulina, muchas personas desarrollan pensamiento nublado, se sienten somnolientas y desean tomar una siesta.

Sin embargo, en el extremo contrario del espectro, cuando su azúcar en la sangre cae demasiado bajo, usted normalmente siente hambre. Si no come dentro de cierto período de tiempo, el azúcar en la sangre puede realmente bajar incluso más. Cuando su cerebro no recibe adecuado azúcar en la sangre usted, al igual que la mayoría de individuos, puede sentirse irritable, impaciente, enojado, débil, tembloroso, fatigado, deprimido o ansioso.

Por tanto, ¿qué hacen la mayoría de personas cuando su azúcar en la sangre es bajo y experimentan esos síntomas? ¡Se toman un café, una rosquilla, un refresco o una barrita de caramelo! Estos productos elevan rápidamente su azúcar en la sangre, pero es solamente un arreglo rápido y en realidad hace que su azúcar en la sangre vuelva a caer unas horas después.

Muchos estadounidenses están atrapados en estas oscilaciones de azúcar en la sangre, y no entienden que una dieta equilibrada que contenga mucha fibra, la adecuada proporción de proteínas buenas y grasas sanas con carbohidratos complejos altos en fibra, y al menos tres comidas al día (un desayuno sano, un almuerzo sano y una cena sana), al igual que de dos a tres aperitivos sanos y equilibrados (repito, con la adecuada fibra) evita estas oscilaciones del azúcar en la sangre. Desgraciadamente, muchas personas que experimentan depresión y ansiedad están atrapadas en esta "montaña rusa" del ciclo del azúcar en la sangre. Se debe simplemente a malas decisiones alimentarias.

Muchos individuos con depresión y ansiedad tienen sobrepoblación de cándida en el tracto intestinal debido a tomar antibióticos, medicamentos con cortisona, hormonas; debido al estrés excesivo o a consumir excesivas cantidades de azúcar o féculas procesadas como harina blanca; o debido a la diabetes o la prediabetes. A lo largo de los años he visto una relación definida entre muchos pacientes con depresión y ansiedad y que también tienen cándida y desean comer azúcar y productos hechos con harina blanca. Para más información sobre este tema, refiérase a mi libro *The Bible Cure for Candida and Yeast Infections*.

Un hecho de salud de LA CURA BÍBLICA

¿Opiáceos en la leche y el trigo?

Según el Dr. Charles Parker: "Los péptidos del gluten y la caseína son importantes porque reaccionan con receptores de opiáceos en el cerebro, imitando los efectos de drogas opiáceas como la heroína y la morfina".[1] Esto significa que el gluten en el trigo y la caseína en la leche tienen el potencial de causar adicción de manera muy parecida a las drogas adictivas.

También he descubierto que ciertos alimentos bien podrían ser tolerados por la mayoría de personas pero en realidad pueden empeorar los síntomas de depresión y ansiedad en otras personas. Algunos psiquiatras han escrito acerca de esto y han descrito el modo en que algunos de sus pacientes recibieron un gran impacto por sus elecciones de ciertos alimentos. Algunos pacientes experimentaban síntomas como tristeza y lloro; otros tenían mayor ansiedad y pánico.

A lo largo de los años he descubierto los alimentos comunes que desencadenan o agravan la depresión y la ansiedad en algunas personas: los lácteos y el trigo. Es absolutamente increíble que cuando indicaba a mis pacientes una dieta de desintoxicación de tres semanas, eliminando los lácteos, todos los granos (especialmente el trigo) y otras sensibilidades alimentarias comunes, muchos de sus síntomas de depresión y ansiedad eran totalmente resueltos. Pacientes con depresión y ansiedad pueden beneficiarse de análisis de sangre que comprueben las alergias o las sensibilidades alimentarias. Para más información sobre esta dieta de desintoxicación, por favor lea mi libro *Buena salud a través de la desintoxicación y el ayuno.*

Alergias y sensibilidades alimentarias

Las alergias y sensibilidades alimentarias también se han relacionado con la depresión y la ansiedad. Además de los lácteos y el trigo, he descubierto en mi consulta que muchas personas son alérgicas o sensibles a los huevos, el maíz, la soja y la levadura, por nombrar solamente algunos de los alergenos más comunes. Muchas veces cuando una persona es alérgica o sensible a un alimento, cuando come ese alimento su pulso aumentará diez latidos o más. El Dr. Coca, que es alergólogo, descubrió esto hace décadas. Cuanto mayor sea la alergia o sensibilidad, normalmente más aumenta el latido del corazón: eso, a su vez, puede precipitar un ataque de ansiedad o de pánico.

Un consejo de salud de **LA CURA BÍBLICA**
El análisis de pulso Coca

Realice el análisis de pulso Coca. Tome su pulso durante un minuto antes de comer. Después, ponga en su lengua un bocado del alimento al cual podría ser usted alérgico. Después de treinta segundos, compruebe de nuevo su pulso. Si el ritmo del pulso supera los seis latidos por minuto, puede que sea usted sensible o alérgico al alimento. Cuanto más aumente el pulso, normalmente más grave es la alergia o sensibilidad.

Si resulta usted ser alérgico al trigo, puede que también sea alérgico o sensible a la avena. Esta alergia o sensibilidad puede conducir a fatiga, depresión y ansiedad.

Si experimenta depresión o ansiedad y también tiene alergias o sensibilidades alimentarias, creo que es críticamente importante desensibilizarse de esos alimentos (en otras palabras, ya no ser sensible a ellos) a fin de ayudar a aliviar algunos casos de depresión o ansiedad. Uno de los mejores métodos que he descubierto es NAET, que es una forma de desensibilización a la alergia utilizando acupresura. He visto a cientos de pacientes ser desensibilizados de alergias y sensibilidades alimentarias utilizando esta técnica.

Si tiene usted alergias o sensibilidades alimentarias, le recomiendo que disminuya o elimine de su dieta todas las féculas procesadas, como pan blanco, harina blanca, arroz blanco, azúcar, pasteles, alimentos empaquetados y patatas fritas. Aumente su ingesta de verduras, carnes magras, arroz integral, pan de mijo y grasas buenas como aceite de semilla de linaza, aceite de oliva extra virgen, almendras, nueces y aceite de pescado. Beba al menos 2-3 litros de agua alcalina al día y siga mi "dieta de cándida" en *The Bible Cure for Candida and Yeast Infections*.

ADITIVOS ALIMENTARIOS

Los aditivos alimentarios son una larga lista de sustancias químicas que son añadidas a las comidas para darles sabor y color, para hacer que duren más, y por muchas otras razones. El grupo más grande de aditivos alimentarios es el de los aromatizantes. La mayoría de estos agentes aromatizantes son versiones sintéticas fabricadas de productos químicos. Los aditivos alimentarios químicos normalmente se fabrican del petróleo o subproductos del carbón.

> Tú guardarás en completa paz a aquel cuyo pensamiento en ti persevera.
>
> —Isaías 26:3

El GMS (glutamato monosódico) es un aditivo alimentario común y aromatizante que se encuentra en muchos alimentos procesados, incluyendo sopas, salsas, aderezos para ensalada, productos con caldo, salsa de soja, carnes procesadas, helado y muchos otros. También se encuentra comúnmente en alimentos para restaurantes, incluyendo la mayoría de productos de pollo frito, salchichas, mezcla de huevos revueltos y filetes de pollo a la barbacoa.

Una nueva enfermedad relacionada con el GMS es la excitotoxicidad, en la cual el ácido glutámico presente en el GMS puede ser neurotóxico al dañar y finalmente destruir neuronas excitándolas hasta la muerte. He descubierto que también puede causar síntomas de depresión y ansiedad.

Otra excitotoxina es el aspartame, sustituto del azúcar. Cuando el aspartame es descompuesto en el tracto digestivo, el 40 por ciento del producto final es ácido aspártico, otra excitotoxina. Esta excitotoxina también estimula en exceso o excita las células nerviosas y finalmente puede causar daño permanente al sistema nervioso. Efectos secundarios del aspartame incluyen: depresión, problemas visuales, dolor de cabeza, confusión, mareo, convulsiones, tumores cerebrales y otros.

He descubierto que muchos aditivos alimentarios, y realmente el GMS y el aspartame, pueden empeorar los síntomas de depresión y ansiedad.

Escoger una dieta sana

Mantenga una dieta equilibrada, la cual incluye muchas frutas, verduras, granos integrales, frutos secos, semillas y carnes magras.

También incluye evitar o disminuir de modo dramático su ingesta de lo siguiente:

- Alimentos altos en azúcar como refrescos, postres, pasteles, tartas, galletas, caramelos y cereales.

- Alimentos procesados como pan blanco, patatas fritas, fideos blancos y la harina blanca con la que se fabrican muchas de esas cosas (incluso el arroz blanco es un alimento procesado).

- Alcohol, humo de cigarrillos y cafeína.

Hecho de salud de LA CURA BÍBLICA
Cafeína y azúcar en exceso

Aunque el café tiene muchos beneficios para la salud como evitar la diabetes y la enfermedad de Alzheimer, una ingesta excesiva de café puede empeorar el insomnio, la depresión y la ansiedad. La ingesta de azúcar excesiva también se ha relacionado con la depresión. La mayoría de estadounidenses beben bebidas carbonatadas que son elevadas en azúcar y cafeína. Una excesiva ingesta de cafeína y azúcar finalmente conducirá a una pérdida de vitaminas B, un aumento en la hormona del estrés cortisol y problemas en el sueño. Estas deficiencias de nutrientes, junto con un exceso de cortisol y sueño inadecuado, finalmente pueden conducir a depresión y ansiedad. Si usted toma café por sus otros beneficios para la salud, recuerde que la moderación es la clave. Limite su consumo, y utilice un sustituto del azúcar natural como stevia.

Mis libros *Los siete pilares de la salud* y *Eat This and Live!* hablan con detalle de cómo mantener una dieta equilibrada.

LOS BENEFICIOS DEL TÉ

Una bebida que parece ser muy importante en los trastornos del estado de ánimo es el té verde. El té verde está en segundo lugar después del agua como la bebida más consumida en todo el mundo.[2] El té verde ha sido parte de la cultura japonesa durante miles de años.

El té verde contiene muchos nutrientes beneficiosos; sin embargo, un ingrediente, L-teanina, es un aminoácido único que normalmente ayuda a relajarse. En 1964 Japón aprobó el uso de L-teanina en todos los alimentos a excepción de los alimentos para bebés. Incluso muchos refrescos japoneses, al igual que gomas de mascar, contienen teanina. Hablaré de la teanina con detalle en el capítulo 5 cuando hable sobre suplementos para ayudar a aliviar la ansiedad.

Hace años, un estudio finlandés de una amplia muestra de la población general descubrió que había una relación inversa entre beber té diariamente (independientemente del tipo de té que fuese) y el riesgo de estar deprimido. Descubrieron que ninguno de quienes tenían una ingesta diaria de té de cinco tazas, tenía depresión.[3]

COMPARACIONES DE CONTENIDO DE CAFEÍNA[4]

Bebida	Contenido en cafeína
Café (taza de 5 onzas/14 cl)	16 mg/oz.
Té negro (una bolsita en 8 onzas/23 cl de agua)	5 mg/oz.
Cola (lata de 12 onzas /35 cl)	3,75 mg/oz.
Té oolong (una bolsita en 8 onzas/23 cl de agua)	3,75 mg/oz.
Té verde (una bolsita en 8 onzas/23 cl de agua)	2,5 mg/oz.
Té blanco (una bolsita en 8 onzas/23 cl de agua)	2 mg/oz.
Té descafeinado (una bolsita en 8 onzas/23 cl de agua)	0,5 mg/oz.
Té herbal (una bolsita en 8 onzas/23 cl de agua)	0 mg/oz.

El té verde es relativamente bajo en contenido de cafeína cuando se compara con otros tés y opciones de bebidas con cafeína. Ya que la cafeína en exceso debería evitarse porque puede contribuir al insomnio, la depresión y la ansiedad, por favor tenga en mente los siguientes niveles de cafeína de varias bebidas. Le recomiendo limitarse a tés verde, blanco, oolong o negro mientras esté intentando vencer la depresión y la ansiedad.

GRASA DIETÉTICA Y DEPRESIÓN

Hace años, los científicos se dieron cuenta que había un vínculo entre las grasas omega-3 y el estado de ánimo cuando observaron que poblaciones que consumen más marisco tienen menores índices de depresión. Los científicos también descubrieron que bajos niveles de grasas omega-3 pueden tener relación con un mayor riesgo de suicidio. La suplementación con grasas omega-3 también ha demostrado ser muy beneficiosa en quienes sufren trastorno bipolar. Estudios a lo largo de los años han revelado que las personas deprimidas generalmente tienen menores niveles de ácidos grasos omega-3 comparado con ácidos grasos omega-6.[5]

Pero no todas las grasas se crean igual. Me gusta agrupar las grasas en tres categorías: grasas beneficiosas, grasas tóxicas y grasas que son permisibles con moderación. Hablo de este tema con detalle en *Los siete pilares de la salud*, pero veamos cada una de estas grasas.

Grasas beneficiosas

Grasas beneficiosas que pueden ayudar a prevenir el desarrollo de la depresión incluyen el ácido graso omega-3. Más del 60 por ciento del cerebro humano consiste en grasa, y aproximadamente una tercera parte de la grasa del cerebro está compuesta por estos ácidos grasos beneficiosos omega-3.

Los omega-3 crean fuertes membranas celulares. Para que las células nerviosas funcionen adecuadamente, el cerebro debe tener membranas celulares sanas y que funcionen bien, pues esto influenciará directamente la síntesis del neurotransmisor y afectará a los niveles de serotonina y otros neurotransmisores. Los niveles de serotonina están directamente relacionados con su estado de ánimo; explicaré cómo funciona esto más adelante en este capítulo. Por ahora, entienda que los omega-3 son una clave para luchar contra la depresión y la ansiedad.

Como puede que se haya dado cuenta, estos ácidos grasos beneficiosos se encuentran primordialmente en el pescado; sin embargo, yo recomiendo ejercer cautela en el consumo regular de pescado, ya que cada vez más está siendo contaminado con toxinas como mercurio y PCB. El pescado que sigue siendo aceptable para su consumo una o dos veces por semana incluye salmón de Alaska o salmón del Pacífico, mahimahi, sardinas, trucha arco iris y atún tongol.

Un consejo de salud de LA CURA BÍBLICA

Aunque no recomiendo comer todo lo que hay en esta lista, a continuación hay pescados que tienen el menor contenido en mercurio:

Anchoas	Perca (océano)
Palometa	Bagre
Platija	Abadejo
Almejas	Salmón (enlatado; fresco)
Cangrejos (doméstico)	Sardinas
Cangrejo de río/Cigala	Vieira
Corvina (Atlántico)	Sábalo (americano)
Gambas	Abadejo (Atlántico)
Lenguado (Pacífico)	Merluza
Calamar	Arenque
Tilapia	Caballa (N. Atlántico)
Trucha (agua dulce)	Salmonete
Pescado blanco	Ostras
Pescadilla	

Otra estupenda fuente dietética de ácidos grasos omega-3 son las semillas de linaza. Moler las semillas de linaza hace que sea fácil de consumir de muchas maneras distintas: comiéndolas a cucharadas; mezclándolas con cereales o batidos de fruta; o añadiéndolas a la harina molida de molletes, panes y otros productos horneados. Puede sustituir algunas cucharadas de harina en sus recetas por semillas de linaza molidas sin cambiar notablemente el gusto ni la textura de sus alimentos horneados.

Sin embargo, ¡no utilice aceite de semilla de linaza para cocinar! Cocinar con aceite de semilla de linaza oxida el aceite y forma una grasa muy peligrosa. Yo tiro la botella después de un mes, ya que es muy propensa a la oxidación después de haber sido abierta.

He mencionado fuentes dietéticas de grasas omega-3; sin embargo, la mayoría de los seres humanos solamente convierte una cantidad muy pequeña de aceite de semilla de linaza en EPA y DHA, que son las grasas omega-3 más importantes en el mantenimiento de la salud cerebral y para disminuir la inflamación. Estas grasas en realidad mejoran los lugares de recepción de neurotransmisores (donde se unen en el cerebro) haciendo que los receptores sean más sensibles. Bajos niveles de DHA están relacionados con bajos niveles de serotonina en el cerebro, los cuales se relacionan con un mayor riesgo de depresión, ansiedad y suicidio.

Debido a que es muy difícil para nuestros cuerpos convertir grasas omega-3 de los alimentos en EPA y DHA, unido al hecho de que la mayor parte del pescado cada vez está siendo más contaminado con pesticidas, normalmente recomiendo suplementos de aceite de pescado de grado farmacéutico en lugar de comer pescado regularmente. (Vea el Apéndice B para suplementos de aceite de pescado [omega-3] que yo recomiendo).

Creo que es muy importante darles a los niños, incluso a los niños pequeños, suplementos de EPA y DHA porque EPA y DHA son esenciales para un sano desarrollo cerebral. La investigación también muestra que la suplementación con concentrados con alta dosis de EPA y DHA pueden mejorar significativamente la conducta de niños con ADHD (trastorno de déficit de atención e hiperactividad).[6] Algunas fórmulas para niños ahora están suplementando con estas importantes grasas para la salud cerebral. También puede adquirir suplementos EPA/DHA y seguir la dosis adecuada para niños.

La ingesta promedio de EPA/DHA en Estados Unidos es aproximadamente de 130 mg al día, pero eso es menos del 40 por ciento de los 500 mg al día recomendados por la American Heart Association en sus Pautas Dietéticas de 2010.[7]

Muchos médicos recomiendan dosis de EPA/DHA de 1.000 mg a 2.000 mg al día de grasas totales omega-3 como apoyo para el estado de ánimo y la salud cerebral. Sin embargo, algunos estudios clínicos han sugerido que entre 1.000 mg a 4.000 mg o más de omega-3 son necesarios para mejorar el ánimo en quienes tienen depresión severa. Yo con frecuencia receto entre 1.000 mg y 4.000 mg a mis pacientes, dependiendo de lo que esté tratando. (Véase el Apéndice B para más información).

Grasas tóxicas

Los ácidos grasos trans o grasas hidrogenados son grasas tóxicas, que desgraciadamente se siguen sirviendo en muchas comidas en restaurantes y vendiendo en muchos supermercados por todo Estados Unidos. La buena noticia es que los fabricantes de alimentos procesados ahora tienen que incluir en sus etiquetas la cantidad de grasas trans que contiene el alimento.

La mala noticia, sin embargo, es que si el alimento contiene 500 mg o menos de grasas trans por ración, puede enumerarse como cero en la etiqueta del alimento. Entienda que cualquier cantidad de grasas trans en el cuerpo es tóxica no sólo para el cuerpo sino también para el cerebro.

Es muy importante que usted elimine todas las grasas trans de su dieta. De otro modo, estas grasas tóxicas finalmente serán absorbidas en su cerebro, preparándole para la depresión y la ansiedad.

Grasas permitidas con moderación

Para entender qué grasas necesitan consumirse con moderación, antes tiene que entender que los ácidos grasos esenciales provienen de dos familias: los ácidos grasos esenciales omega-6 y los ácidos grasos esenciales omega-3. Una proporción sana de los omega-6 y los omega-3 es aproximadamente de 4 a 1. Sin embargo, la proporción de omega-6 y omega-3 en la dieta estándar americana está más cerca de 20 a 1. Cuando esta proporción está desequilibrada, se prepara el escenario para enfermedades inflamatorias como artritis, enfermedades del corazón, alergias, enfermedades cutáneas y enfermedades emocionales, incluyendo la depresión y la ansiedad. Mantener esta delicada proporción es el motivo de que diga que los omega-6 son grasas necesarias con moderación en nuestra dieta. Cuando tomamos demasiados ácidos grasos omega-6, aumentamos nuestro riesgo de depresión.

El problema es que la dieta estándar americana está llena de ácidos grasos omega-6. Se encuentran normalmente en aderezos para ensaladas, aceites para cocinar (aceite de maíz, aceite de girasol, aceite de cártamo, aceite de semilla de algodón, aceite de semilla de soja) y alimentos procesados como patatas fritas.

Además de tener un mayor contenido de omega-6 en nuestros alimentos, hemos disminuido la cantidad de contenido de omega-3 en nuestros alimentos. Cuando Estados Unidos pasó a la locura de las dietas bajas en grasas aproximadamente hace veinticinco años, descartamos casi todas las grasas, incluyendo incluso las grasas buenas omega-3. La investigación ha demostrado que coincidiendo con la locura de las dietas bajas en grasas hubo un aumento en la depresión.[8]

APERITIVOS QUE IMPULSAN LA SEROTONINA

Ahora que he hablado de los alimentos a evitar porque empeorarán la depresión y la ansiedad, permita que comparta algunas de las cosas que usted *puede* comer para impulsar su serotonina y aliviar los síntomas de depresión y ansiedad. Ya que mantener un nivel de azúcar en la sangre regular es clave para evitar que su estado de ánimo fluctúe, los aperitivos son importantes. Incluso si usted come tres comidas sanas al día, si come los aperitivos equivocados se prepara para los problemas. Debe escoger el aperitivo correcto en el momento correcto.

Para impulsar los niveles de serotonina yo recomiendo uno o dos aperitivos cada día. Aproximadamente tres horas después de almorzar, coma una mezcla de aproximadamente 30-40 gramos de un carbohidrato integral a base de féculas con menos de 3 gramos de grasa y menos de 3 gramos de proteína. Aunque ésta parezca una escasa cantidad de proteína, se debe a que demasiada proteína puede interferir en la producción de serotonina. Si está intentando perder peso, puede disminuir los gramos de carbohidratos en su aperitivo de 30-40 gramos a 25-30 gramos, y finalmente a sólo un 20-25 gramos. Estos aperitivos deberían comerse con el estómago vacío en menos de diez minutos, y pueden volver a comerse una hora antes de la cena si es necesario. Tenga en mente que normalmente son necesarios unos treinta minutos para que el efecto de la serotonina mejore su estado de ánimo. Si usted tiene problemas de peso, puede tomar 5-HTP o L-triptofano como se describe en el capítulo siguiente. También puede comer aperitivos que sean carbohidratos en un 40 por ciento, proteína en un 30 por ciento, y grasa en un 30 por ciento, que están enumerados en mi próximo libro *La dieta "Yo sí puedo" de Dr. Colbert.*

Un consejo de salud de LA CURA BÍBLICA

Aperitivos que estimulan el cerebro

Cualquiera de estos aperitivos hará saltar sus niveles de serotonina en el cerebro. (Estos aperitivos ayudan a elevar los niveles de serotonina en el cerebro).

- Barrita Fiber One Oats and Chocolate Chewy Bar
- Barrita Fiber One Oats and Peanut Butter Chewy Bar
- Pretzels sin grasa (1 onza y media/42 gr)
- Tortas de arroz, tamaño regular (cuatro piezas)

Una vez que descubra el aperitivo que mejor funcione para usted, le recomiendo que ponga una cantidad igual a 30-40 gramos del aperitivo en una bolsa plástica con cierre. Lleve esa bolsa con usted en su auto, bolso o maletín. Al comer esos aperitivos en los momentos especificados, junto con comidas sanas consistentes en frutas, verduras, granos integrales, grasas buenas y carnes magras, usted no sólo impulsará sus niveles de serotonina, sino que también aliviará su deseo de aperitivos poco sanos y antojos (como un vaso entero de helado). No escoja un aperitivo que le resulte irresistible y del que coma en exceso.

Hemos explorado cómo la nutrición adecuada puede ayudarnos a pasar de la depresión a una vida llena de gozo. A medida que decida comer correctamente, ore por la fortaleza para escoger los alimentos correctos.

Una oración de **LA CURA BÍBLICA** para usted

Dios todopoderoso, capacítame espiritualmente para tomar el control de mi apetito de modo que lo que como ayude a mi cuerpo a vencer la depresión. Quita de mí el deseo de alimentos y pensamientos que alimenten la depresión. Lléname de tu Espíritu para que pueda discernir y decidir comer y pensar correctamente, para que tu Espíritu de gozo sustituya cualquier pesadez espiritual en mí. Amén.

Una receta de LA CURA BÍBLICA

Su dieta para vencer la depresión

En este capítulo hemos descubierto que ciertos alimentos pueden ayudarnos a vencer la depresión. Haga una breve lista de alimentos que usted comenzará a incluir regularmente en su dieta:

_____

_____

_____

¿Qué tipo de té escogerá para comenzar a beber, y cuantas tazas al día beberá?

_____

_____

_____

Describa cómo comenzará a limitar la ingesta de azúcar:

_____

_____

_____

Describa cómo comenzará a limitar la ingesta de grasas:

_____

_____

_____

UNA VIDA LLENA DE GOZO CON SUPLEMENTOS NUTRICIONALES

D IOS HA CREADO maravillosas sustancias naturales que pueden ayudarle a vencer la depresión: vitaminas, minerales, aminoácidos y hierbas. Estas potentes sustancias están disponibles fácilmente en tiendas de dietética. Aunque no son un sustituto para la consulta a un médico o consejero profesional, normalmente le ayudarán a vencer la depresión.

He descubierto que la mayoría de personas cree que obtenemos todos los nutrientes que necesitamos de la dieta estadounidense estándar; sin embargo, sencillamente eso no es cierto. En mi consulta descubro que las deficiencias nutricionales son bastante comunes, especialmente en quienes tienen depresión y ansiedad. La dieta estándar americana consiste en comida rápida, refrescos, comida basura y alimentos procesados que normalmente son muy altos en azúcar y carbohidratos y bajos en fibra, vitaminas y minerales. Esos alimentos basura reducen en nuestro cuerpo ciertas vitaminas y minerales.

DEFICIENCIAS DE NUTRIENTES

Tres deficiencias de nutrientes concretas han sido relacionadas con la depresión y la ansiedad: las vitaminas B, el magnesio y el cromo. Yo creo que a fin de aliviar tanto la depresión como la ansiedad, es importante tomar un buen complejo vitamínico que contenga vitaminas B, magnesio y cromo que capacitará a su cuerpo para hacer que los neurotransmisores necesarios, o "sustancias químicas de bienestar" comiencen a cambiar su estado de ánimo. Un complejo vitamínico y suplemento con ácidos grasos omega-3, junto con una dieta sana, proporcionan la base para cambiar su estado de ánimo. Hablemos de cada nutriente brevemente y después le daré mis recomendaciones concretas para suplementar.

La familia de la vitamina B

Hay ocho vitaminas B esenciales, y son importantes en pacientes que tienen depresión y ansiedad. La vitamina B_6 es muy importante en pacientes con depresión y ansiedad porque es crítica para la síntesis de los neurotransmisores serotonina y dopamina.

Elevados niveles del aminoácido homocisteína aumentan el riesgo de depresión. Sin embargo, tres vitaminas B (B_6, B_{12} y ácido fólico) generalmente disminuyen los niveles de homocisteína. Estas vitaminas B también funcionan como "donantes de metil", absolutamente necesarios para que los neurotransmisores humanos funcionen de manera eficiente.

Investigaciones han descubierto que los pacientes deprimidos comúnmente tienen deficiencias de B_6, B_{12} y ácido fólico. Yo he descubierto que los niveles de vitamina B_6 son especialmente bajos en mujeres que toman píldoras anticonceptivas. Para asegurarse de tener adecuadas cantidades de B_6, al igual que de las otras importantes vitaminas B, tome aproximadamente 800 mcg de ácido fólico, 500 mcg de B_{12}, y 2-10 mg de B_6. Los buenos complejos vitamínicos obtendrán adecuadas cantidades de estas importantes vitaminas B. (Por favor, vea el Apéndice B para más información).

Magnesio

Casi el 70 por ciento de estadounidenses no están consumiendo adecuadas cantidades de magnesio en sus dietas.[1] El magnesio es muy importante para más de trescientas reacciones enzimáticas en el cuerpo. También ayuda a prevenir los espasmos musculares, ataques al corazón y trastorno de piernas inquietas, y relaja los músculos.

El magnesio también puede ayudar a reducir el nerviosismo y la ansiedad y puede ayudarle a dormir, especialmente si se toma al irse a la cama. Si usted sufre espasmos musculares, tics oculares, sentimientos nerviosos y ansiedad, es muy probable que no esté tomando suficientes cantidades de magnesio.

Yo normalmente recomiendo aproximadamente 300-400 mg de magnesio al día; sin embargo, dosis más elevadas que esa pueden causar diarrea. El magnesio se encuentra en semillas, frutos secos, verduras de hoja verde oscura, granos y legumbres. Los buenos complejos vitamínicos normalmente contendrán adecuadas cantidades de magnesio. (Vea el Apéndice B).

Cromo

El cromo es un importante mineral que ayuda a estabilizar los niveles de azúcar en la sangre al igual que los niveles de insulina. Esto, a su vez, puede ayudar en los cambios de humor desencadenados por la hipoglucemia o bajo azúcar en la sangre. Repito: entienda que la dieta estándar estadounidense con comida rápida, comida basura y excesivos azúcares agota este mineral tan importante de nuestro cuerpo. Yo receto al menos 200 mcg.

ANTIDEPRESIVOS CONTRA SUPLEMENTOS NATURALES

Según un reciente estudio, el número de estadounidenses que toman antidepresivos se multiplicó por dos desde 1996 a 2005, con aproximadamente el 10 por ciento de americanos que utilizan esos medicamentos. Inhibidores selectivos de reabsorción de serotonina (SSRI) como Prozac, Zoloft y Paxil, son el tipo de antidepresivos recetados más comúnmente.[2] Prozac y otros SSRI solamente previenen la reabsorción de serotonina por el cerebro y no hacen nada en cuanto a aumentar el suministro de otros neurotransmisores. Se sabe que estos medicamentos también tienen efectos secundarios, que pueden incluir suicidio, pérdida o disminución de impulso sexual, náuseas y vómitos, fatiga, ansiedad, agitación, insomnio, diarrea, dolor de cabeza, sudores, temblores, erupciones cutáneas y somnolencia.

Prozac y otros antidepresivos también pueden causar disfunción sexual, incluyendo la incapacidad de lograr o mantener una erección en los hombres y la incapacidad de llegar al orgasmo tanto en hombres como en mujeres.

Algunos medicamentos más nuevos llamados inhibidores de reabsorción de serotonina y norepinefrina (SNRI), como Efexor XR y Cymbalta, también se recetan comúnmente, pero repito que me parece que tienen muchos efectos secundarios indeseables.

Un consejo de salud de LA CURA BÍBLICA
La verdad sobre los medicamentos psicotrópicos

Para leer un revelador informe sobre la inquietante realidad de la industria de medicamentos antidepresivos y lo que le está haciendo a nuestros hogares y familias, le aliento a que obtenga una copia del documental Making a Killing, producido por Citizens Commision on Human Rights en www.cchr.org.

Estas son las principales razones por las que creo que los suplementos naturales son el mejor camino a seguir para tratar la depresión y la ansiedad. Sin embargo, si está usted tomando alguna de esas medicinas, no haga ningún cambio sin antes consultar con su médico. Nunca deje de tomar una medicación psicotrópica sino que, con la ayuda de su doctor, se recomienda que comience a dejarla progresivamente.

SUPLEMENTOS PARA LA DEPRESIÓN

Repasemos el protocolo de suplementos naturales que yo recomiendo concretamente para armarse contra la depresión.

SAM-e (S-adenosil metionina)

El SAM-e es la forma natural del aminoácido metionina que ha sido vendido como medicamento antidepresivo en Europa por más de veinte años. El SAM-e no sólo funciona como antidepresivo con pocos o ningún efecto secundario, sino que también puede mejorar la función cognitiva y es útil en el trato de la osteoartritis al igual que de la enfermedad hepática.

Numerosos estudios han demostrado la eficacia del SAM-e para tratar los síntomas de depresión. El SAM-e realmente ayuda a elevar los neurotransmisores serotonina, dopamina y norepinefrina en el cerebro.

Muchos médicos, especialmente en Europa, creen que el SAM-e es igual de eficaz que los medicamentos antidepresivo estándar para tratar la depresión. De hecho, en 2003, después de que el Departamento de Salud y Servicios Humanos de EE.UU. revisara cien pruebas clínicas de SAM-e, llegó a la conclusión de que el SAM-e funciona igual de bien que muchas medicinas recetadas pero sin tener los efectos secundarios.[3]

El SAM-e debe tomarse con el estómago vacío. Yo normalmente recomiendo comenzar con bajas dosis de 200 mg dos veces por día con el estómago vacío, y gradualmente ir aumentando de 400 mg a 800 mg dos veces por día con el estómago vacío, normalmente unos treinta minutos antes de las comidas. Este suplemento es en cierto modo caro. Por favor, tome un complejo vitamínico con adecuadas cantidades de B_6, B_{12} y ácido fólico para evitar elevados niveles del aminoácido tóxico homocisteína.

5-hidroxitriptofano (5-HTP) y L-triptofano

El aminoácido llamado 5-hidroxitriptofano (5-HTP) fue descubierto en la década de 1990 y está derivado de la semilla de la planta *griffonia simplicifolia* de África. Su procesado no implica fermentación, y la semilla es una fuente natural. El 5-hidroxitriptofano es producido en el cuerpo cuando el aminoácido L-triptofano se combina con la vitamina C.

El L-triptofano y el 5-HTP ayudan a restaurar los niveles del importante neurotransmisor serotonina, el cual ayuda a aliviar la depresión y la ansiedad regulando el estado de ánimo, la conducta, el apetito y el sueño.

Hay varias razones por las que siento que el 5-HTP es superior al L-triptofano. Investigaciones han descubierto que en pruebas clínicas, aproximadamente el 70% de 5-HTP administrado oralmente es absorbido directamente al flujo sanguíneo.[4] Esto significa que el 5-HTP tiende a ser absorbido mejor que el L-triptofano. También significa que no es necesario tomar una dosis alta de 5-HTP como triptofano, ya que más cantidad es llevada al cerebro. También, el 5-HTP está un paso más cerca de la formación de serotonina que el triptofano. Y finalmente, el 5-HTP es capaz de elevar el nivel de todos los neurotransmisores monoaminos, entre los que se incluyen norepinefrina, epinefrina, dopamina, melatonina y serotonina.

El L-triptofano y el 5-HTP también son bastante eficaces para tratar la depresión, la cual está normalmente relacionada con bajos niveles de serotonina. La dosis normal de 5-HTP es de 50 mg tres veces por día con las comidas o 150 mg al irse a la cama. Sin embargo, después de algunas semanas puede usted aumentar la dosis hasta 100 mg tres veces por día con las comidas o 300 mg al irse a la cama. No debería tomar 5-HTP con ningún otro antidepresivo, como Prozac, Zoloft y Paxil.

El L-triptofano normalmente viene en dosis de 500 mg. Yo normalmente recomiendo tomar de una a tres cápsulas al irse a la cama. Yo recomiendo grado farmacéutico USP. Especialmente con el L-triptofano, ya que el Centro para el Control y Prevención de Enfermedades (CDC) vinculó un lote de L-triptofano contaminado con un raro trastorno de la sangre denominado síndrome eosinofilia-mialgia (EMS), que fue responsable de múltiples muertes en 1989. Fue retirado del mercado durante un tiempo, pero desde entonces ha sido aprobado de nuevo para su uso. No tome L-triptofano y 5-HTP excepto bajo supervisión de un médico. Normalmente son necesarias unas tres o cuatro semanas para sentir los beneficios de estos potentes aminoácidos.

Un consejo de salud de LA CURA BÍBLICA

Advertencia sobre SSRI e inhibidores de MAO

¡ADVERTENCIA! Tenga cuidado si está tomando medicamentos SSRI con 5-HTP o triptofano. Existe una enfermedad conocida como síndrome de serotonina, caracterizada por inquietud, temblores, agitación, confusión, delirio, ritmo cardíaco rápido, diaforesis, hiperreflexia, fluctuaciones en la tensión arterial y mioclono. Usted será más propenso al síndrome de serotonina si toma un medicamento inhibidor de MAO junto con 5-HTP o L-triptofano, o si está tomando un medicamento SSRI con elevadas dosis bien de 5-HTP o L-triptofano. Por esa razón, por favor consulte a su profesional médico antes de tomar 5-HTP o L-triptofano si está tomando medicación SSRI, y no tome 5-HTP ni L-triptofano si está tomando un inhibidor de MAO.

L-tirosina

El L-tirosina es un aminoácido que finalmente es convertido a dopamina, norepinefrina y epinefrina, los cuales son neurotransmisores. A lo largo de los años he descubierto que elevadas dosis de L-tirosina son bastante eficaces para tratar algunos casos de depresión.

Normalmente comienzo con los pacientes en 500 mg de L-tirosina, treinta minutos antes del desayuno y treinta minutos antes del almuerzo. Aumento la dosis gradualmente y descubro que de 1.000 mg a 1.500 mg de L-tirosina dos veces por día, treinta minutos antes del desayuno y el almuerzo, es normalmente eficaz para muchos individuos con depresión.

Asegúrese de tomar 10 mg de vitamina B_6 después de tomar

L-tirosina. También, algunas personas que toman L-tirosina se beneficiation de tomar 500-1.000 mcg adicionales por día de B$_{12}$ sublingual.

El *D, L-fenilalanina* es otro aminoácido que es convertido a tirosina y conduce a la producción de neurotransmisores. Tanto tirosina como fenilalanina tienen propiedades que elevan el ánimo y pueden ser beneficiosos juntamente con el 5-HTP. La dosis de D, L-fenilalanina es de dos cápsulas de 500 mg en la mañana con el estómago vacío y una cápsula de 500 mg más adelante en la tarde con el estómago vacío.

Hierba de San Juan

La *hierba de San Juan* es una hierba que se ha utilizado durante siglos para tratar la depresión y la ansiedad, con sus usos medicinales registradas por primera vez en la antigua Grecia.

Un análisis de treinta y siete pruebas clínicas llegaron a la conclusión de que la hierba de San Juan puede que sólo proporcione mínimos efectos beneficiosos en la depresión *grave*; las pruebas clínicas también descubrieron que en la hierba de San Juan puede tener un mayor beneficio para personas con depresión *suave*. El Centro Nacional para Medicina Complementaria y Alternativa (NCCAM) y el Instituto Nacional de Salud (NHI), copatrocinadores de uno de esos ensayos clínicos, descubrieron que la hierba de San Juan no era más eficaz que un placebo en el tratamiento de depresión importante de gravedad moderada.[5]

Por tanto, yo no recomiendo la hierba de San Juan para la depresión grave. Sin embargo, para la depresión suave o distimia, normalmente recomiendo 300 mg de hierba de San Juan, tres veces por día. Si eso no es eficaz después de tres o cuatro semanas, normalmente hago que mis pacientes lo dupliquen hasta 600 mg, tres veces por día. Si los pacientes no ven ningún beneficio después de dos meses, probablemente no ayudará a la depresión. Debo advertirle de que no tome hierba de San Juan con ningún otro antidepresivo.

SUPLEMENTOS PARA LA ANSIEDAD

Ahora me gustaría hablar de un protocolo de suplementos naturales que yo recomiendo concretamente para armarse contra la ansiedad.

L-teanina

El L-teanina es un aminoácido único que produce un efecto de relajación en el cerebro similar a un tranquilizante suave. La L-teanina se encuentra en el té negro, pero concentraciones más elevadas se encuentran generalmente en el té verde; y cuanto mayor sea la calidad del té verde, mayor será la concentración de L-teanina.

> Bendito sea el Dios y Padre de nuestro Señor Jesucristo, Padre de misericordias y Dios de toda consolación, el cual nos consuela en todas nuestras tribulaciones, para que podamos también nosotros consolar a los que están en cualquier tribulación, por medio de la consolación con que nosotros somos consolados por Dios.
>
> —2 CORINTIOS 1:3-4

Un estudio doble ciego, controlado con placebo, de L-teanina en el año 2004 comparaba la teanina con Xanax. Dieciséis voluntarios tomaron bien 1 mg de Xanax o 200 mg de teanina o placebo. La teanina, no el Xanax o el placebo, inducía efectos relajantes que eran evidentes en la medida inicial de si la persona se sentía tranquila o turbada. Entiendo que 1 mg de Xanax es una dosis significativa, y la mayoría de personas utilizan solamente de 0,25 mg a 0,5 mg de Xanax.[6]

Por tanto, ¿cómo funciona? Individuos que experimentan ansiedad, ataques de pánico e insomnio normalmente tienen bajos niveles de ácido butírico gamma-amino (GABA), un aminoácido del que hablaré a continuación. La teanina realmente ayuda a producir un efecto calmante al impulsar esos niveles de GABA a la vez que ayuda a mejorar el estado de ánimo aumentando los niveles de serotonina y dopamina.

En pacientes con ansiedad, trastorno generalizado de ansiedad y otros trastornos de ansiedad, yo generalmente recomiendo unos 200 mg de L-teanina de una a tres veces por día. También, con frecuencia combinaré suplementos de L-teanina con el aminoácido GABA y con 10 mg de vitamina B_6.

El L-teanina cruza la frontera sangre-cerebro con bastante facilidad y no causa somnolencia. Sin embargo, debido a que sí ayuda a las personas a relajarse, yo recomiendo tomar L-teanina al irse a la cama, y encuentro que es eficaz para tratar a personas con insomnio.

GABA (ácido butírico gamma-amino)

El GABA es un aminoácido que también funciona realmente como neurotransmisor en el cerebro. GABA y L-teanina son dos de mis suplementos favoritos para ayudar a aliviar la ansiedad, y normalmente funcionan muy bien juntos.

Los psiquiatras utilizan benzodiazepinas como Xanax, Ativan y Valium para controlar los síntomas de ansiedad, ya que esos medicamentos cruzan la barrera sangre-cerebro y enlazan receptores de GABA en el cerebro, ayudando a aliviar la ansiedad. Sin embargo, suplementos de GABA y L-teanina tienen un efecto calmante sobre el cerebro muy similar a las benzodiazepinas pero sin las propiedades adictivas.

El GABA generalmente funciona mejor cuando se toma con el estómago vacío veinte o treinta minutos antes de una comida y se toma solamente con agua. Yo normalmente recomiendo 500-1.000 mg de GABA de una a tres veces por día; muchas veces lo combino con L-teanina y 10 mg de vitamina B_6. Sin embargo, individuos con ansiedad grave puede que necesiten dosis incluso más elevadas de GABA.

El GABA también parece funcionar mejor con la vitamina B_6, y por eso es tan importante tomar un complejo vitamínico diariamente que contenga al menos 2-10 mg de vitamina B_6.

5-hidroxitriptofano (5-HTP) y L-triptofano

Para la ansiedad, yo normalmente recomiendo 5-HTP en una dosis de aproximadamente 50 mg tres veces por día o 150 mg tomados al irse a la cama. Sin embargo, si decide usted tomar L-triptofano, recomiendo que tome de dos a tres cápsulas de 500 mg antes de irse a la cama con el estómago vacío, tomadas con un pequeño vaso de jugo. El azúcar en el jugo realmente ayuda a capacitar al L-triptofano para cruzar la barrera sangre-cerebro y pasar al cerebro donde puede producir serotonina. Puede que finalmente necesite hasta 3.000 mg al irse a la cama; sin embargo, a la mayoría de personas les va bien con 1.000-1.500 mg al irse a la cama. Normalmente son necesarias de tres a cuatro semanas para ver resultados significativos.

Hay numerosas razones por las que siento que el 5-HTP es superior al L-triptofano, que está enumerado bajo mi protocolo para la depresión.

Un hecho de salud de LA CURA BÍBLICA

¿Qué es el triptofano?

Brevemente, el triptofano es un aminoácido esencial que se encuentra en la proteína. Es un precursor, o pilar, de 5-HTP, el cual a su vez finalmente es convertido en serotonina. Alimentos proteínicos como la leche y las aves son abundantes fuentes de triptofano. Una carencia de triptofano en el cerebro puede dar como resultado depresión, mayor sensibilidad al dolor y desvelo.[7]

Kava kava

Kava kava es una hierba que ha sido recetada en Europa durante años para tratar la depresión, la ansiedad y el insomnio con resultados bastante buenos. Kava no es adictivo y no disminuye la función mental como los medicamentos ansiolítico, incluyendo Xanax y

Valium. Kava normalmente se toma en una dosis aproximadamente de 45 a 90 mg de kava-lactonas tres veces por día.

Kava también ha sido utilizado en las islas del Pacífico Sur durante al menos dos mil años sin ningún caso conocido de daños hepáticos. Sin embargo, en 2002, al menos sesenta y ocho casos sospechosos de toxicidad hepática se relacionaron con kava, incluyendo fallos hepáticos que dieron como resultado seis trasplantes de hígado y tres muertes. Eso causó en países en Europa, Asia e incluso Estados Unidos que se prohibiese la venta de todos los productos de kava. Sin embargo, muchos de esos casos de toxicidad hepática implicaban el uso de medicamentos hepatotóxicos o alcohol con kava.[8]

En Estados Unidos, la FDA ha hecho advertencias pero no ha instituido una prohibición sobre los suplementos de kava. Por esa razón, aunque kava normalmente sí ayuda a las personas con depresión y ansiedad, le insto a ser extremadamente cauto cuando toma estos suplementos.

Kava no debería utilizarse en cualquiera que tenga algún problema hepático o cualquiera que esté tomando otras sustancias que puedan afectar al hígado, incluyendo Tylenol y alcohol. Si usted produce orina oscura o decoloración amarillenta de los ojos, los cuales son síntomas de ictericia, debería dejar de utilizar suplementos de kava inmediatamente y visitar a su doctor para que le realice un análisis de función hepática. También recomiendo que si usted escoge probar kava, haga que analicen sus funciones hepáticas antes de comenzar con este suplemento, un mes después de tomarlo y cada tres o cuatro meses más adelante.

Melisa y raíz de valeriana

La melisa es una hierba que se ha utilizado durante años para aliviar la ansiedad y el insomnio. Yo recomiendo una dosis de 300 mg de melisa dos veces por día para ayudar con la ansiedad.

En una reciente prueba doble ciega, controlada con placebo, treinta sujetos que sufrían insomnio y ansiedad recibieron 300 mg de melisa dos veces por día, para un total de 600 mg. Después de sólo quince días de tratamiento, los participantes en este estudio que recibieron la melisa reflejaron un 49 por ciento de descenso en su estado de ansiedad y un 72 por ciento de descenso en síntomas relacionados con la ansiedad y también un 39 por ciento de descenso en el insomnio.[9]

La melisa se utiliza normalmente combinada con raíz de valeriana, una hierba que se ha utilizado durante miles de años como sedante suave. Se vende sin receta y normalmente ayuda a los individuos a dormir, pero también puede disminuir la ansiedad, especialmente cuando se combina con melisa.

La valeriana funciona de modo similar a un medicamento de benzodiazepina, estimulando la actividad de los receptores GABA en el cerebro. Sin embargo, debido a las propiedades sedantes de la valeriana, yo no recomiendo tomarla durante el día. Sólo debería tomarse en la noche.

TERAPIA DIRIGIDA DE AMINOÁCIDOS

La terapia dirigida de aminoácidos es un término utilizado para describir el uso de aminoácidos suplementarios y otros nutrientes para ayudar a equilibrar las sustancias químicas cerebrales (neurotransmisores). Comienza con un análisis de orina especial, que proporciona un medio confiable de medir los niveles de neurotransmisores en el cuerpo, el cual es típicamente indicativo de los niveles de neurotransmisores en el cerebro. Entonces se administran combinaciones de aminoácidos y otros nutrientes a los pacientes a fin de equilibrar esos niveles de neurotransmisores. La orina es normalmente analizada los tres o cuatro meses después para ver cómo el paciente está respondiendo a la terapia.

Desde su descubrimiento a principios del siglo XX, los aminoácidos han sido utilizados para tratar la depresión y otros problemas relacionados con desequilibrios de neurotransmisores. Aunque los medicamentos con receta son cada vez más utilizados para tratar estas enfermedades, la terapia de aminoácidos sigue siendo una maravillosa alternativa para personas que busquen métodos naturales de equilibrar su química cerebral.

Yo he descubierto que la terapia dirigida de aminoácidos normalmente proporciona un significativo alivio a los pacientes que tienen depresión y ansiedad, y rara vez causa efectos secundarios. (Véase el Apéndice B para más información).

Depresión y hormonas

La terapia de sustitución de hormonas es normalmente muy efectiva para tratar a individuos de mediana edad que tengan depresión y ansiedad. Tanto la ansiedad como el insomnio normalmente están relacionados con un desequilibrio de progesterona y estrógeno en el cuerpo en individuos de mediana edad. El estrógeno tiene un efecto excitante en el cerebro, mientras que la progesterona tiene un efecto calmante sobre el cerebro. En otras palabras, la progesterona equilibra los efectos del estrógeno.

Muchas mujeres en el período de premenopausia tienen dominio de estrógenos, lo cual significa que sus cuerpos están produciendo demasiado estrógeno y no la suficiente progesterona. Como resultado, normalmente sufren insomnio y parecen ser más propensas a la ansiedad. Numerosos estudios han descubierto que la progesterona tiene efectos anti ansiedad, actuando sobre los receptores GABA en el cerebro. (Como recordará, GABA es un neurotransmisor inhibitorio que ayuda en la relajación y también en el sueño).

> Os daré corazón nuevo, y pondré espíritu nuevo dentro de vosotros; y quitaré de vuestra carne el corazón de piedra, y os daré un corazón de carne.
> —Ezequiel 36:26

Durante años he estado recomendando terapia de hormonas bioidénticas para mis pacientes femeninas que sufren de bajos niveles de hormonas. Desgraciadamente, la mayoría de médicos utilizan las formas sintéticas de hormonas. Un ejemplo es Provera, una progestina o forma sintética de progesterona, la cual realmente se relaciona con la subida de peso, retención de líquidos y depresión. Entienda que la progesterona sintética no ayudará a la depresión; sin embargo, la progesterona bioidéntica, que es el mismo tipo de progesterona que producen los ovarios de la mujer, normalmente ayudará con el insomnio y la ansiedad.

Le aliento a que consulte con su doctor o un médico entrenado en sustitución de hormonas bioidénticas acerca de opciones de terapia de hormonas. Si su médico no está abierto a la idea de la terapia de sustitución de hormonas bioidénticas, obtenga una segunda opinión. (Consulte el Apéndice B para ayuda para encontrar un doctor certificado con conocimiento en terapia de hormonas bioidénticas).

Progesterona

Cuando las pacientes femeninas buscan mi consejo para la depresión, la ansiedad o insomnio, yo normalmente comienzo analizando los niveles de hormonas, especialmente mujeres de mediana edad. Si una mujer tiene bajos niveles de progesterona y tiene problemas para dormir, normalmente le recetaré 100 mg de progesterona en forma de cápsulas al irse a la cama. Si no tiene insomnio pero está sufriendo ansiedad y su progesterona es baja, normalmente le recetaré una crema de progesterona bioidéntica.

Estrógeno

Mientras que la progesterona tiene un efecto calmante, el estrógeno tiene un efecto excitante en el cerebro. *Demasiada* producción de estrógeno, que es común en la premenopausia, normalmente causará molestias en el sueño y síntomas de ansiedad. *Muy poco* estrógeno, lo cual es común durante la menopausia, está relacionado con la depresión. Esto es muy importante en el tratamiento de mujeres en la perimenopausia y la postmenopausia.

Muchas mujeres acuden a mi consulta realizando un tratamiento para la depresión y tomando antidepresivos como Prozac. Pero en realidad, muchas de ellas lo que tienen es un desequilibrio de hormonas. A lo largo de los años he descubierto que las mujeres con poco estrógeno experimentan significativamente menos depresión cuando se utiliza terapia de sustitución de estrógeno bioidéntico combinada con progesterona bioidéntica.

Como con la progesterona, yo recomiendo estrógeno bioidéntico y no formas sintéticas como Premarin. El estrógeno bioidéntico debería administrarse en crema transdermal o un parche, ya que el estrógeno oral se relaciona con numerosos efectos secundarios, incluyendo subida de peso, elevada presión arterial, muchos antojos de carbohidratos y piedras en la vesícula. El estrógeno oral también interfiere en el metabolismo de triptofano y el metabolismo de serotonina.

Testosterona

Bajos niveles de testosterona normalmente se relacionan con depresión en los hombres, incluyendo hombres más jóvenes con bajos niveles de testosterona. Estudios han demostrado que los hombres más mayores con bajos niveles de testosterona libre en su sangre son más propensos a tener problemas con la depresión.[10]

Yo he descubierto que elevados niveles de cortisol por mucho tiempo, causados por estrés continuado, insomnio crónico, depresión y ansiedad, pueden ser relacionados con bajos niveles de testosterona incluso en hombres jóvenes. He tenido algunos hombres tan jóvenes como de veintitantos años con niveles muy bajos de testosterona, normalmente debido al estrés crónico, insomnio y depresión. Existe una relación inversa con el cortisol y la testosterona. Normalmente, cuando los niveles de cortisol aumentan durante un prolongado período de tiempo, los niveles de testosterona disminuyen.

Desgraciadamente, la mayoría de doctores analizan solamente la testosterona *total* y no la testosterona *libre*. El análisis de sangre de testosterona total mide toda la testosterona que hay en la sangre; sin embargo, gran parte de esa testosterona normalmente está ligada a la globulina fijadora de hormonas sexuales (SHBG), haciéndola inactiva. Incluso si una persona tiene niveles normales de testosterona total, es posible que la mayor parte de esa testosterona esté fijada o sea inactiva; por tanto, los resultados del análisis pueden ser engañosos. Por eso es más útil saber qué cantidad de la forma de testosterona no fijada, activa ("libre") tiene la persona.

> No temas, porque yo estoy contigo; no desmayes, porque yo soy tu Dios que te esfuerzo; siempre te ayudaré, siempre te sustentaré con la diestra de mi justicia.
>
> —ISAÍAS 41:10

Para la testosterona baja, yo receto cremas transdermales de testosterona y analizo los niveles de sangre de testosterona total y libre, y ajusto la dosis hasta que los niveles sean normales. También doy a los pacientes un suplemento natural que protegerá su próstata. Normalmente analizó los niveles de PSA (antigen específico de próstata), ya que los suplementos con testosterona están contraindicados para el cáncer de próstata. También combino la crema de testosterona con crisina, una hierba que ayuda a prevenir la conversión de testosterona en estrógeno.

En raras ocasiones tengo que recetar inyecciones de testosterona, ya que normalmente puedo conseguir que el nivel de testosterona del paciente pase a la normalidad utilizando cremas transdemales de testosterona. Yo prefiero la crema porque veo que los pacientes que se inyectan a ellos mismos testosterona tienden a tener más efectos secundarios.

Tiroides

Aunque no es una hormona sexual, bajos niveles de tiroides, especialmente bajos niveles de T-3, pueden conducir a la depresión. El hipotiroidismo y el hipotiroidismo límite (denominado hipotiroidismo subclínico) son bastante comunes en mi consulta. Normalmente puedo detectar hipotiroidismo en cuanto veo a un paciente debido a las distintivas señales y síntomas. Hinchazón en la cara y el cuerpo, subida de peso sin motivo, pérdida de cejas en el lateral y edema en pies y tobillos son síntomas comunes. Si el nivel de T-3 del paciente es bajo y el paciente tiene depresión, normalmente trato la depresión con T-3 (liotironina) o Armour Thyroid, que es una terapia natural de sustitución de hormonas tiroides. Para más información, refiérase a *The Bible Cure for Thyroid Disorders*.

Un hecho de salud de LA CURA BÍBLICA

Las toxinas pueden conducir a la depresión

Nuestro mundo es muy tóxico. Diariamente estamos expuestos a toxinas en nuestros alimentos, agua y aire. Metales pesados como plomo, cadmio, mercurio, arsénico y aluminio son ingeridos diariamente en nuestros alimentos, agua e incluso en el aire que respiramos. Disolventes como alcohol isopropil, benceno, formaldehído y materiales de limpieza son absorbidos mediante nuestra piel y almacenados en nuestros tejidos adiposos. También estamos expuestos a pesticidas y herbicidas debido a los productos y alimentos grasos que comemos diariamente. Los pesticidas son fácilmente almacenados en el tejido adiposo.

Diariamente, nuestros cuerpos acumulan una carga tóxica cada vez más pesada debido a nuestra constante exposición a esas toxinas. Esas toxinas son almacenadas en nuestros tejidos adiposos, sistema nervioso y tejido cerebral, huesos y órganos, y crean una carga tan tóxica que finalmente podemos desarrollar fatiga y depresión. (Puede aprender más sobre la desintoxicación en mis libros Libérese de las toxinas y Buena salud a través de la desintoxicación y el ayuno).

A medida que venza la depresión con gozo, utilice vitaminas y suplementos naturales para ayudar a su cuerpo a eliminar cualquier síntoma de depresión y ansiedad. Antes de tomar sus vitaminas y suplementos, ore por ellos. Al hacerlo, la bendición y la unción de Dios pueden capacitar lo que es natural de manera sobrenatural para que sea incluso más eficaz para fortalecerlo físicamente.

Una oración de LA CURA BÍBLICA para usted

Dios todopoderoso, tu palabra dice en Jeremías 33:3: "Clama a mí, y yo te responderé, y te enseñaré cosas grandes y ocultas que tú no conoces". Gracias por mostrarme qué suplementos tomar. Antes de tomarlos, oro para que tu Espíritu les imparta potencia para que me ayuden físicamente y emocionalmente. Llena mi cuerpo, alma y espíritu de tu gozo que ninguna circunstancia puede robar. Amén.

Una receta de LA CURA BÍBLICA

Vencer la depresión y la ansiedad con suplementos nutricionales

Rodee con un círculo las vitaminas, minerales y suplementos que usted toma regularmente, y subraye los que planea comenzar a tomar. Eso no significa que usted deba tomar todos los suplementos enumerados en esta página. Debería comenzar lentamente con un complejo vitamínico y grasa omega-3, y comenzar solamente con un suplemento de aminoácido. Un nutriólogo también le ayudará en la terapia dirigida de aminoácidos.

Un complejo vitamínico

SAM-e

Vitamina B_6

5-HTP

L-triptofano

Hierba de San Juan

L-tirosina

L-teanina

Cromo

GABA

Aceite de pescado omega-3

Complejo B

Kava kava

Melisa y valeriana

UNA VIDA LLENA DE GOZO
CON EJERCICIO Y DESCANSO

E L EJERCICIO ES el antidepresivo natural mejor de todos. El ejercicio aeróbico regular o una mayor actividad puede mejorar los síntomas de ansiedad, depresión, estrés excesivo e insomnio. Algunos estudios han descubierto que el ejercicio aeróbico regular es tan eficaz como un medicamento antidepresivo.[1]

La investigación muestra que pueden ser necesarios aproximadamente treinta minutos de ejercicio al día, al menos de tres a cinco días por semana, para mejorar significativamente los síntomas de depresión.[2] Sin embargo, menores cantidades de ejercicio hasta de diez a quince minutos una vez puede mejorar su estado de ánimo a corto plazo.

Dos razones principales por las que los individuos activos se sienten mejor son que el ejercicio regular puede elevar los niveles de ciertos neurotransmisores que mejoran el ánimo en el cerebro, y también aumenta la producción de endorfinas, que ayudan a aliviar el estrés, disminuyendo la hormona del estrés cortisol. Las endorfinas son compuestos similares a la morfina, y disminuyen la tensión muscular.

El problema es que a muchos pacientes que están deprimidos o ansiosos les resulta difícil salir de la casa, ir a trabajar o incluso realizar tareas de la casa menores. Se preguntan: "¿Cómo es posible que pueda comenzar un programa de actividad o un programa de ejercicio?". Sencillamente ven eso como añadir una carga más o una tarea más a su vida.

En esos casos yo recomiendo comenzar inmediatamente con 5-HTP, o L-tirosina, o SAM-e. Antes de comenzar un nuevo programa de ejercicio, también recomiendo que visite a su doctor y obtenga su visto bueno en cuanto a que usted está lo bastante sano para comenzar un programa de ejercicio. Llame a un amigo, un compañero para supervisar, con quien usted disfrute, y encuentren una actividad que les guste realizar.

No tiene que ir a un gimnasio y trabajar con pesas o caminar sobre una cinta andadora. Puede que quiera dar paseos por parques, por su barrio o donde haya un bonito paisaje. Puede que incluso quiera probar los bailes de salón o intentar ver su programa de televisión favorito mientras está sobre una máquina elíptica.

> El da esfuerzo al cansado, y multiplica las fuerzas al que no tiene ningunas.
>
> —ISAÍAS 40:29

Si no le gusta la actividad de ejercicio que está realizando, es probable que no siga haciéndola. Por tanto, encuentre un ejercicio o actividad que le guste hacer. Asegúrese también de establecer una meta razonable; en lugar de hacer ejercicio de cinco a siete días por semana, intente hacerlo en días alternos o tres veces por semana. Deje un día entre medias para descansar. Comience caminando solamente de cinco a diez minutos por día, y aumente gradualmente el tiempo al igual que el ritmo a medida que sea capaz. Finalmente, haga ejercicio de veinte a treinta minutos de tres a cinco veces por semana.

No considere su tiempo de ejercicio como una carga o algo que usted *debería* hacer. Recuerde: elimine los "debería" de su vocabulario; piense que sería una buena idea para su salud hacer ejercicio regularmente. Para más información sobre ejercicio, por favor consulte mi libro *Los siete pilares de la salud*.

Un hecho de salud de LA CURA BÍBLICA

Encontrar su zona objetivo de ritmo cardíaco

Yo solía recomendar adquirir un monitor de ritmo cardíaco o calcular su zona objetivo de ritmo cardíaco utilizando una fórmula que yo proporcionaba, pero la mayoría del equipo de ejercicio moderno tiene ahora un monitor de ritmo cardíaco incorporado.

Sin embargo, si usted no tiene acceso a tal equipo, tengo una solución muy sencilla. Para encontrar su zona objetivo de ritmo cardíaco, sencillamente camine lo bastante deprisa para no poder cantar y lo bastante despacio para poder conversar. Si usted está caminando tan deprisa que no puede mantener una conversación, aminore el ritmo; pero si camina tan lentamente que puede cantar, aumente la velocidad. También, encuentre a un compañero que esté cerca de su mismo nivel. He visto a cónyuges caminar por mi barrio, y el esposo va muy por delante de la esposa. La pobre esposa va resoplando, intentando seguir el ritmo de él. Eso añadirá más estrés a su vida porque el ejercicio debería ser agradable y no una obligación.

RESTAURAR LA FUNCIÓN SUPRARRENAL

La ansiedad crónica al igual que la depresión normalmente están relacionadas con altos niveles de cortisol. El cortisol es la hormona del estrés relacionada con el estrés crónico y continuado; también se relaciona con el insomnio, la obesidad del tronco, menor memoria, hipertensión y osteoporosis, al igual que muchas otras enfermedades.

Yo comúnmente compruebo el estado suprarrenal de los pacientes que tienen depresión crónica y ansiedad, y después apoyo sus glándulas suprarrenales con nutrientes y hierbas a fin de restaurar la función suprarrenal normal. Para más información sobre este importante tema, por favor consulte mis libros *Stress Less* y *La cura bíblica para el estrés*.

La importancia del sueño

El insomnio es un síntoma común tanto de depresión como de ansiedad, y por eso el sueño reparador es muy importante para vencer ambas enfermedades. Un sueño en paz conduce a una mejor función biológica, mejor estado de ánimo, un aspecto más juvenil, mejor energía, mejor función mental y mejor memoria. La falta de sueño conduce a una función inmunológica disminuida y prepara el escenario para muchas enfermedades.

Es críticamente importante que duerma al menos ocho horas de sueño de calidad a fin de vencer la depresión y la ansiedad; esto es incluso cierto para los individuos ancianos. Los ancianos pueden tener problemas para dormir bien por la noche porque no tienen los niveles normales de serotonina que tienen los individuos más jóvenes. Aproximadamente una de cada tres personas tienen insomnio regularmente.

Es probable que usted tenga problemas para dormirse, permanecer dormido, o que se despierte en la madrugada y le resulte difícil volver a dormir. Como resultado, la mayoría de personas con depresión y ansiedad están cansadas y tienen poca o ninguna energía para hacer ejercicio. Entienda que los mismos suplementos para tratar la depresión y la ansiedad también pueden ayudar a muchas personas a dormir. Hablo de este tema tan importante con detalle en *The New Bible Cure for Sleep Disorders* y también en *Los siete pilares de la salud*.

El primer paso para corregir el insomnio es mantener una dieta libre de cafeína, chocolate y otros estimulantes, especialmente avanzada la tarde o en la noche. La cafeína inhibe los efectos de la serotonina y la melatonina en el cerebro, y también activa los nervios y los músculos, haciendo que el corazón bombee con más rapidez.

El alcohol es otra sustancia química tóxica que evita una buena noche de sueño. Además, evite hacer ejercicio demasiada avanzada la tarde o cerca de la hora de irse a la cama, ya que estimulará en lugar de relajar el cuerpo. Nunca vea películas de mucha acción antes de irse a la cama, ya que eso también puede hacer que fluya su adrenalina.

TÉCNICAS DE RELAJACIÓN

Especialmente para las personas con ansiedad, es importante aprender a relajarse. Cuando usted tiene un ataque de pánico o su nivel de ansiedad aumenta, sencillamente practique algunos ejercicios de respiración profunda abdominal o relajación muscular progresiva para abortar un ataque de ansiedad o de pánico. También, sencillamente diez buenas risas a carcajadas al día normalmente relajarán su cuerpo y disminuirán significativamente la ansiedad. Entienda que todos los trastornos de ansiedad están marcados por la tensión muscular, y cuando usted relaja los músculos, normalmente alivia la ansiedad. Hablo de muchas técnicas de relajación en mi libro *Stress Less*.

Antes de dormirse, pruebe lo siguiente:

- Lea la Biblia o un buen libro, o vea una película o programa de televisión divertido. La risa ayuda a relajar el cuerpo. Yo receto diez risas a carcajadas al día a todos los pacientes con depresión o ansiedad. Aparte las noticias de la noche, y no vea películas de acción o partidos deportivos que bombeen adrenalina antes de irse a la cama. En cambio, grábelos para verlos al día siguiente.

- Practique técnicas de relajación progresiva al irse a la cama. Relájese mientras está tumbado en la cama. Comience flexionando los dedos de los pies durante uno o dos segundos y después relájelos. Entonces sistemáticamente flexione y relaje los músculos hacia arriba hasta llegar a su cabeza.

- Disfrute de un aperitivo ligero, antes de irse a la cama, consistente en un 40 por ciento de carbohidratos, un 30 por ciento de proteína y un 30 por ciento de grasa.

- Recorte su ingesta de fluidos después de las 7:00 de la tarde, y vacíe su vejiga antes de irse a la cama para no despertarse en mitad de la noche y que después le resulte difícil volver a dormir.

- Si ha intentado todos los pasos básicos bosquejados anteriormente y aún le resulta difícil quedarse dormido, tome 100-300 mg de 5-HTP aproximadamente treinta minutos o una hora antes de irse a la cama. También puede tomar valeriana y flor de la pasión en una dosis de 300 mg cada una aproximadamente una hora antes de irse a la cama. También podría probar de 1 a 6 mg de melatonina treinta minutos o una hora antes de irse a la cama; tome el tipo que se disuelve en la boca.

Una nota más: si usted es muy ansioso, debería disminuir cualquier actividad que cree estrés adicional. Los pasos anteriores le ayudarán a relajarse, pero también recomiendo que evite prestarse voluntario para trabajo extra y eliminar todas las actividades innecesarias que causen estrés.

Recetar la paz de Dios

En este capítulo nos hemos enfocado en la importancia del ejercicio físico y el descanso adecuado. Sin embargo, la cura bíblica afirma los beneficios *tanto del ejercicio físico como del ejercicio espiritual para nuestra salud continuada*. La Biblia dice: "porque el ejercicio corporal para poco es provechoso, pero la piedad para todo aprovecha, pues tiene promesa de esta vida presente, y de la venidera.

Palabra fiel es esta, y digna de ser recibida por todos" (1 Timoteo 4:8-9). A medida que ejercite su fe, confiando en que Dios quite el dolor, fortalezca y sane su cuerpo, orará con valentía por su sanidad.

> Humillaos, pues, bajo la poderosa mano de Dios, para que él os exalte cuando fuere tiempo; echando toda vuestra ansiedad sobre él, porque él tiene cuidado de vosotros.
>
> —1 PEDRO 5:6-7

La Palabra de Dios nos alienta: "Acerquémonos, pues, confiadamente al trono de la gracia, para alcanzar misericordia y hallar gracia para el oportuno socorro" (Hebreos 4:16).

Usted puede acercarse al trono de Dios confiadamente en oración. ¿Cómo?

- Crea en fe, confiando en Dios para su sanidad.

- Confíe en sus promesas para sanarle. Por ejemplo: "Envió [Dios] su palabra, y los sanó, y los libró de su ruina" (Salmos 107:20).

- Ore confiadamente por su sanidad, sabiendo que en su misericordia y gracia, la voluntad de Dios para usted es que viva en salud divina.

- Pida a Dios que le dé descanso y paz. Jesús dijo: "Venid a mí todos los que estáis trabajados y cargados, y yo os haré descansar. Llevad mi yugo sobre vosotros, y aprended de mí, que soy manso y humilde de corazón; y hallaréis descanso para vuestras almas" (Mateo 11:28-29).

Para cada paciente con depresión y ansiedad, yo recomiendo una lista de escrituras específicas que hablan de la paz mental. Entienda que "no nos ha dado Dios espíritu de cobardía, sino de poder, de amor y de dominio propio" (1 Timoteo 1:7). Realmente se le *promete* dominio propio, que es lo contrario de la depresión y la ansiedad. He descubierto que cuando mis pacientes meditan en escrituras y las confiesan diariamente, la depresión y la ansiedad normalmente comienzan a remitir. (Vea el Apéndice A para confesiones de la escritura para tener paz mental).

Una oración de LA CURA BÍBLICA para usted

Dios todopoderoso, en el nombre de Jesús y mediante su sangre derramada, me acerco confiadamente al trono de gracia y busco tu poder y tu toque sanador. Sé que por las llagas de Jesús he sido sanado. Reclamo tu promesa de que has perdonado todos mis pecados y has sanado todas mis enfermedades. Por tanto, estoy firme confiadamente en tus promesas de sanidad, y te alabo por ayudarme a vencer la depresión con gozo. En el nombre de Jesús, amén.

Una receta de LA CURA BÍBLICA
Vencer la depresión
Usted:

❑ Rara vez hace ejercicio
❑ Hace ejercicio ocasionalmente
❑ Hace ejercicio regularmente

Si no hace ejercicio regularmente, ¿cuándo comenzará? ¿Qué programa de ejercicio implementará?

_____

_____

_____

¿Cuántas horas duerme en la noche? ¿Cuántas debería dormir? Si no está durmiendo lo suficiente, ¿qué hará al respecto?

_____

_____

_____

Compruebe los pasos que necesita comenzar a dar antes de dormirse en la noche:

❑ Practicar técnicas de relajación
❑ Comer un aperitivo ligero
❑ Otra. Descríbala: _____

_____

UNA VIDA LLENA DE GOZO CON LA PALABRA DE DIOS

COMO MÉDICO, ESTOY formado para examinar con atención a mis pacientes y recetar cualquier medicina o cambios en el estilo de vida que puedan ser necesarios. He descubierto que *mi receta más poderosa para una vida saludable* no puede encontrarse en un bote o en el mostrador de una farmacia. Tiene una fuente exclusiva, y está disponible gratuitamente para todos. Estoy hablando de la Palabra de Dios, desde luego. Gozo y paz pueden llegar incluso a las mentes más turbadas cuando las personas descubren nuevas maneras de ver la vida basándose en la verdad de la maravillosa Palabra de Dios.

Las personas más deprimidas tienen una actitud muy pesimista y constantemente se están golpeando a sí mismas con sus pensamientos, palabras, creencias y actitudes. Las personas deprimidas normalmente están metidas en una rutina pesimista de pensamientos negativos de la que no pueden salir por sí mismas. Por eso creo que es absolutamente esencial que las personas que batallan con la depresión comiencen a aliviar sus pensamientos negativos con la Palabra de Dios. Estas "charlas con uno mismo" bíblicas son muy importantes para vencer la depresión.

Puede que se pregunte: "¿Cómo comienzo?". Comience a leer escrituras en voz alta al menos tres veces por día: antes de las comidas y al irse a la cama. Siempre que llegue a su mente un pensamiento negativo, cite una escritura en voz alta para romper el ámbito del pensamiento negativo.

A lo largo de este libro he insertado partes seleccionadas de la Biblia como sus versículos de la cura bíblica para vencer la depresión. Antes de quedarse dormido en la noche, repita u ore estas escrituras. Hágalo de nuevo cuando se despierte.

> Ciertamente volverán los redimidos de Jehová; volverán a Sion cantando, y gozo perpetuo habrá sobre sus cabezas; tendrán gozo y alegría, y el dolor y el gemido huirán.
>
> —ISAÍAS 51:11

Una persona a la que conozco ha escrito estas escrituras en tarjetas y las lleva en su bolsillo. Cada día saca sus tarjetas de escrituras y lee cada escritura en voz alta para llenar su mente de esperanza y gozo.

CUANDO ES NECESARIA LA GUERRA ESPIRITUAL

Como mencioné al comienzo de este libro, ciertos síntomas de enfermedad mental requieren tratamiento por parte de un profesional de la salud y sencillamente no pueden abordarse en un libro como éste. De igual modo, cuando se trata de problemas espirituales, hay algunas condiciones espirituales que pueden hacer que una persona se deprima o esté ansiosa, y son demasiado serias para que yo hable de ellas en las páginas de este libro.

La Biblia habla de un espíritu de temor y otros tipos de seres espirituales a los que debemos derrotar mediante la autoridad de Cristo. Algunas personas pueden llegar a ser víctimas de opresión o posesión demoniaca, y situaciones como esas están por encima del ámbito de este libro. Si usted cree que puede necesitar tratar este tipo de situación, le recomiendo que busque la ayuda de un pastor cualificado o un consejero cristiano. También le recomiendo que lea el libro *Bondage Breaker* [El que rompe las ataduras] de Neil Anderson y *Dressed for Battle* [Vestido para la batalla] de Rick Renner. Yo también he referido a muchos pacientes a lo largo de los años al pastor Philip Fortenberry de Reconciliation Encounters, localizado en la iglesia Cornerstone en San Antonio. (Por favor, consulte el Apéndice B para más información).

DECIR PALABRAS EDIFICANTES Y ALENTADORAS

Puede que no quiera admitirlo, pero probablemente usted hable consigo mismo de vez en cuando. No se preocupe; es muy normal. De hecho, ¡las conversaciones más importantes que mantenemos son las que mantenemos con nosotros mismos! Desgraciadamente, las personas deprimidas tienden a tener conversaciones principalmente negativas con ellas mismas. Eso hace que las cosas empeoren aún más porque significa que sus mentes están constantemente llenas de pensamientos negativos que les aplastan un poco más cada día.

Yo he visto a padres en las ligas menores de béisbol constantemente criticar a sus hijos, llamándoles estúpido, tonto, penoso, diciendo que no hacen nada bien. He visto a los pobres niños estar de pie en el campo o sentados en el banquillo con expresiones de rechazo y depresión en sus pequeñas caras. Desgraciadamente, algunos de esos niños a quienes les han dicho que son perdedores, que son estúpidos y tontos y que no pueden hacer nada bien, crecen creyendo esas palabras, y llegan a ser personas deprimidas, sin motivación ni éxito.

Si una persona se alimenta de pensamientos negativos a lo largo del día, cada tarea o cada prueba que lleguen a su camino serán enfocados desde una actitud de derrota antes ni siquiera de comenzar. Sin embargo, tenemos la capacidad, mediante la Palabra de Dios, de hablar la Palabra de Dios a lo largo del día y ajustar esos pensamientos negativos convirtiéndolos en pensamientos positivos, que entonces causarán sanidad y salud al cuerpo y la mente.

> El Espíritu de Jehová el Señor está sobre mí, porque me
> ungió Jehová; me ha enviado a predicar buenas nuevas
> a los abatidos, a vendar a los quebrantados de corazón,
> a publicar libertad a los cautivos, y a los presos apertura
> de la cárcel; a proclamar el año de la buena voluntad de
> Jehová, y el día de venganza del Dios nuestro; a consolar
> a todos los enlutados; a ordenar que a los afligidos de
> Sion se les dé gloria en lugar de ceniza, óleo de gozo
> en lugar de luto, manto de alegría en lugar del espíritu
> angustiado; y serán llamados árboles de justicia, plantío
> de Jehová, para gloria suya.
>
> —Isaías 61:1-3

TENER PENSAMIENTOS GOZOSOS

Como mencioné en el capítulo 3, si quiere usted vencer la depresión y la ansiedad, es importante que entrene su mente para tener pensamientos positivos en lugar de quedarse en los negativos. Cuando un pensamiento negativo llegue a su mente, es importante derribar ese pensamiento y proclamar la solución, que es la Palabra de Dios. Por eso es tan importante memorizar y citar escrituras. Los pensamientos bíblicos y positivos conducen a actitudes ganadoras.

Una actitud es una elección. Usted puede elegir tener una actitud negativa, o puede elegir tener una actitud positiva. Puede elegir estar enojado, amargado, resentido, no perdonar, estar temeroso o avergonzado. Esas actitudes negativas finalmente afectan a su salud y permiten que las enfermedades echen raíces en su cuerpo.

EVITAR EL RESENTIMIENTO
Y LA FALTA DE PERDÓN

El resentimiento y la falta de perdón normalmente están relacionados con la fibromialgia y la artritis, mientras que el temor normalmente está relacionado con el cáncer. La ansiedad normalmente se relaciona con las úlceras, y el enojo se relaciona muy comúnmente con las enfermedades del corazón. Todas ellas son emociones mortales. Si no son quitadas de nosotros mediante la Palabra de Dios o con la ayuda de un profesional formado, finalmente pueden conducir al desastre.

Cuando Pablo y Silas fueron encarcelados, oraban y cantaban alabanzas (Hechos 16:23-25). Pablo tenía una elección. Podría haber tenido una actitud negativa y haberse enojado, resentido y amargado; en cambio, escogió regocijarse y cantar alabanzas. Escogió la actitud saludable; decidió estar siempre gozoso (véase 1 Tesalonicenses 5:16).

Cuando un individuo le ofende, es muy fácil albergar amargura, resentimiento, enojo y falta de perdón. Sin embargo, todo esto funciona en contra de su cuerpo y realmente causará enfermedad. Es mucho mejor para su cuerpo, para su salud mental y su salud física, perdonar a la persona y liberar esas emociones mortales antes de que echen raíces en su mente, sus emociones y su cuerpo .

La Biblia dice claramente: "no se ponga el sol sobre vuestro enojo" (Efesios 4:16). Esta, creo yo, es una de las claves más importantes para prevenir que esas emociones mortales se encierren en nuestra mente, emociones y nuestro cuerpo y finalmente nos maten.

Pablo decidió olvidar las cosas que quedaban detrás de él y avanzar hacia el premio del supremo llamamiento en Cristo Jesús (véase Filipenses 3:14). Escoja la actitud correcta en cuanto se despierte en la mañana. Cuando alguien le ofenda, perdone a esa persona de inmediato. No se enfoque en la ofensa.

LA PRUEBA DE QUEDAN SEIS MESES DE VIDA

Me gusta decirles a las personas que hagan lo que yo denomino "la prueba de quedan seis meses de vida". La filosofía es muy similar a la canción de Tim McGraw, "Live Like You Were Dying" (Vive como si que estuvieras muriendo). He tratado a muchos pacientes a quienes les quedaban solamente seis meses o menos de vida. Muchos de esos individuos han renunciado a la mayoría de sus patrones de pensamiento distorsionado, han perdonado a personas con las que estaban enojadas, y han decidido vivir lo que les queda de vida en paz.

> No os entristezcáis, porque el gozo de Jehová es vuestra fuerza.
>
> —NEHEMÍAS 8:10

También he ayudado a muchos de esos pacientes a perdonarse, aceptarse y amarse a sí mismos. La mayoría de esos pacientes estaban cansados de la cinta andadora del mundo de trabajo, trabajo, trabajo. En lugar de seres humanos, muchos se habían convertido en "obras humanas"; muchos parecían casi aliviados por poder tener una excusa para bajarse de la cinta andadora del mundo.

Muchas personas fueron capaces de reajustar sus patrones de pensamiento y ver personas, circunstancias e incluso su enfermedad desde una perspectiva diferente. Renunciaron a patrones de pensamientos distorsionados, heridas, amargura, depresión y ansiedad, y se perdonaron a sí mismos y a otros y se aceptaron y amaron a sí mismos y a otros. Algunos de ellos entraron en una dulce paz y gozo, y otros siguen viviendo años después de que les dieran solamente seis meses de vida.

EL PODER DE LA GRATITUD

Uno de los tratamientos más poderosos para la depresión y la ansiedad es sencillamente practicar la gratitud; sin embargo, antes es críticamente importante que usted identifique esos patrones de pensamientos distorsionados y comience a reprogramarlos tal como escribí en el capítulo 3. Si no leyó ese capítulo, por favor hágalo ahora. Es crítico que realice estos dos pasos. Entonces estará preparado para practicar la gratitud, como estoy a punto de describir.

En los últimos años ha habido una considerable investigación sobre vivir con una mentalidad de gratitud. Los investigadores han descubierto que la gratitud le ayuda a crear mayores ingresos, a crear resultados superiores de trabajo, a experimentar un matrimonio más largo y mejor, a tener más amigos, a tener apoyos sociales más fuertes, a tener más energía, a disfrutar de una salud física general mejor, a desarrollar un sistema inmunológico más fuerte, a tener mejor salud cardiovascular, a disminuir sus niveles de estrés y a disfrutar de una vida más larga (hasta diez años más en uno de los estudios).[1]

La investigación también demuestra que expresar gratitud hace que todos sean más felices. La mayoría de personas creen errónea- mente que la felicidad proviene de lo que compramos, lo que logramos o dónde vamos de vacaciones. Eso sencillamente no es cierto; la verdadera felicidad y gozo provienen del interior, y la gratitud es una manera estupenda de tener acceso a ese gozo. Las personas agra- decidas también duermen mejor, se ocupan mejor de ellas mismas, siguen una dieta más saludable, hacen ejercicio con más regularidad y tienen menos depresión y ansiedad y más entusiasmo y optimismo.

Me encanta esta cita de Melody Beattie:

> La gratitud abre la plenitud de vida. Convierte lo que tenemos en suficiente, y más. Convierte la negación en aceptación, el caos en orden, la confusión en claridad. Puede convertir una comida en un festín, una casa en un hogar y a un extraño en un amigo. La gratitud da sentido a nuestro pasado, causa paz para el presente y crea una visión para el mañana.[2]

Uno de los mejores ejemplos de gratitud es la historia de los diez leprosos en el capítulo 17 de Lucas. Durante la época de Jesús, la enfermedad de la lepra era peor que el SIDA. Normal- mente comenzaba con heridas que desfiguraban la piel antes de avanzar hacia daño nervioso, pérdida de dedos de manos y pies y desfiguración progresiva. También era una enfermedad muy dolorosa y, debido a que no había cura en aquella época, normalmente era una sentencia de muerte.

> El sana a los quebrantados de corazón, y venda sus heridas.
>
> —Salmos 147:3

Cuando una persona era identificada como leprosa, era expulsada de la ciudad para vivir en una colonia pobre de leprosos. Una estricta ley afirmaba que las personas ni siquiera podían acercarse a 45 metros de un leproso porque los leprosos eran considerados "impuros".

Era muy raro ser sanados de lepra, pero sí sucedía en extrañas ocasiones. Para que se le permitiera dejar la colonia de leprosos, la persona tenía que ser examinada por el sacerdote y declarada limpia.

En el capítulo 17 de Lucas, Jesús miró a los diez leprosos y dijo: "Vayan y muéstrense a los sacerdotes". De camino a los sacerdotes, ellos miraron y vieron que las heridas de su piel habían desaparecido por completo y que su lepra había sanado.

Uno de los leprosos, un samaritano, dijo: "Esperen, yo quiero regresar y dar gracias a Jesús". Los otros nueve leprosos eran judíos, pero ese leproso samaritano (los samaritanos normalmente eran despreciados y tratados como ciudadanos de segunda clase por la mayoría de judíos) regresó y se postró a los pies de Jesús y le dio las gracias. Jesús entonces le dijo al leproso que se levantase y siguiera su camino, y que su fe le había sanado. Entienda que *sanar* significa, según los eruditos de la Biblia, que partes del cuerpo perdidas eran restauradas. ¿Por qué hizo eso Jesús? Debido a la gratitud del hombre.

Como en el caso de los leprosos, yo creo que solamente un 10 por ciento (o menos) de los cristianos practican la gratitud regularmente; por tanto, hay tantos cristianos que sufren depresión y ansiedad como el resto del mundo. Piense en lo siguiente: el 90 por ciento de los cristianos nunca se detienen y dan gracias a Dios por todas sus bendiciones.

Es momento de dejar de quejarse de lo que no tiene y comenzar a dar gracias a Dios por lo que usted sí tiene. Yo recomiendo con frecuencia que mis pacientes escriban un diario de gratitud. Puede ser un diario bonito que puede adquirir en una tienda o un sencillo cuaderno de espiral.

En ese diario usted querrá escribir algo por lo que esté agradecido cada día. Asegúrese de incluir varias partes y funciones corporales, como su visión, el oído, la capacidad de gustar, oler y tocar, la capacidad de caminar y utilizar los dedos, brazos, piernas, pies, espalda y cuello. Esté agradecido por cada aspecto de su salud.

También en su diario de gratitud debería haber una lista de familiares, amigos, cónyuge y otras personas que Dios haya llevado a su vida. No se olvide de ser agradecido por tener una ducha caliente, cuarto de baño, cama, refrigerador, horno, lavavajillas, auto, casa, aire acondicionado, suficientes alimentos, ropa, muebles, etc.

Nuestros pensamientos conducen a las palabras que decimos, y nuestras palabras conducen a nuestras actitudes. Necesitamos practicar una actitud de gratitud. Es críticamente importante que guardemos nuestros pensamientos y citemos en voz alta la Palabra de Dios a lo largo del día a fin de producir actitudes piadosas dentro de nosotros. Este es uno de los puntos más importantes para prevenir la depresión. Nutrición, ejercicio y sueño adecuado son todos ellos importantes; sin embargo, nuestros pensamientos, creencias, palabras y actitudes determinarán si tenemos éxito o si fracasamos; determinan dónde pasaremos también nuestra eternidad.

Usted puede vencer la depresión y la ansiedad con la Palabra de Dios y dando los diversos pasos sugeridos a lo largo de este libro. *No abandone. No tiene la toalla.* La esperanza y el gozo de Dios están disponibles para llenarle y derrotar todo espíritu angustiado en su vida. Recuerde que su tarea es mantener sus pensamientos e intenciones en consonancia con la Palabra de Dios, y Él será fiel para darle el gozo y la paz que le ha prometido en su Palabra.

> Dad gracias en todo, porque esta es la voluntad de Dios para con vosotros en Cristo Jesús.
> —1 Tesalonicenses 5:18

Le reto a que adopte una actitud que dice "puedo hacerlo", se libre de los pensamientos distorsionados y crea en los milagros y las promesas de Dios. Haga la siguiente oración de la cura bíblica a medida que vence la depresión:

Una oración de **LA CURA BÍBLICA** para usted

Padre celestial, sé que tú me amas y te interesas por mí. Oro para que tú quites cualquier espíritu angustiado de mi vida. Por favor, vísteme con el manto de alabanza y gozo.

Señor, ayúdame a saber qué vitaminas, suplementos y hierbas tomar que me ayudarán a batallar contra la depresión. Dame descanso y fortaleza a medida que busco tu voluntad en mi vida. Dios Padre, quita de mi vida el peso de la tristeza, la depresión y el lamento. Ayúdame a recordar tu Palabra a medida que busco sabiduría y dirección para vencer cada aspecto de la depresión en mi vida. Confío en ti, y sé que tu Palabra es verdad. Señor Jesús, tú dijiste que tu propósito era dar vida en abundancia. Te doy gracias de antemano por liberar esa abundancia en mi vida. Oro estas cosas en tu nombre con gratitud y alabanza. Amén.

Una receta de **LA CURA BÍBLICA**

Sus escrituras favoritas

Escriba tres de sus escrituras favoritas para batallar contra la depresión:

_____

_____

_____

_____

_____

_____

_____

Rodee con un círculo donde está usted, y ponga una marca en la línea de donde necesita estar:

_____

Pensador negativo   Pensador positivo

_____

Resentido   Perdonador

UNA NOTA PERSONAL
de Don Colbert

DIOS DESEA SANARLE de su enfermedad. Su Palabra está llena de promesas que confirman su amor por usted y su deseo de darle su vida abundante. Su deseo incluye algo más que la salud física para usted; Él quiere que usted también sea sano en su mente y su espíritu mediante una relación personal con su Hijo Jesucristo.

Si usted no ha conocido a mi mejor amigo, Jesús, me gustaría aprovechar esta oportunidad para presentárselo. Es muy sencillo. Si está usted preparado para permitir que Él entre en su vida y se convierta en su mejor amigo, lo único que necesita es hacer esta oración sinceramente:

> *Señor Jesús, quiero conocerte como mi Salvador y Señor. Creo que tú eres el Hijo de Dios y que moriste por mis pecados. También creo que resucitaste de la muerte y ahora estás sentado a la diestra del Padre orando por mí. Te pido que perdones mis pecados y cambies mi corazón para que pueda ser tu hijo y vivir contigo eternamente. Gracias por tu paz. Ayúdame a caminar contigo para que pueda comenzar a conocerte como mi mejor amigo y mi Señor. Amén.*

Si ha hecho esta oración, acaba de tomar la decisión más importante de su vida. Me alegro con usted en su decisión y su nueva relación con Jesús. Por favor, póngase en contacto con mi editora en pray4me@charismamedia.com para que podamos enviarle algunos materiales que le ayudarán a consolidarse en su relación con el Señor. Esperamos oír de usted.

CONFESIONES PARA LA PAZ MENTAL

Escritura	Mi confesión
"No os entristezcáis, porque el gozo de Jehová es vuestra fuerza" (Nehemías 8:10).	Me niego a estar triste porque el gozo del Señor es mi fuerza.
"Me mostrarás la senda de la vida; en tu presencia hay plenitud de gozo; delicias a tu diestra para siempre" (Salmos 16:11).	Escojo permanecer en tu presencia, y estoy lleno de gozo.
"Jehová es mi fortaleza y mi escudo; en él confió mi corazón, y fui ayudado, por lo que se gozó mi corazón, y con mi cántico le alabaré" (Salmos 28:7).	Confío en Dios. Él me da fortaleza, y estoy lleno de gozo.
"Y me hizo sacar del pozo de la desesperación, del lodo cenagoso; puso mis pies sobre peña, y enderezó mis pasos. Puso luego en mi boca cántico nuevo, alabanza a nuestro Dios. Verán esto muchos, y temerán, y confiarán en Jehová" (Salmos 40:2-3).	Confío en Dios y creo que Él ha puesto mis pies sobre terreno sólido. Le alabo por las cosas increíbles que Él ha hecho.
"Entrad por sus puertas con acción de gracias, por sus atrios con alabanza; alabadle, bendecid su nombre" (Salmos 100:4)..	Siempre estaré agradecido y lleno de gratitud por lo que Jesús ha hecho por mí.

Escritura	Mi confesión
"Tú guardarás en completa paz a aquel cuyo pensamiento en ti persevera; porque en ti ha confiado" (Isaías 26:3).	Tengo perfecta paz porque mi mente confía en Dios, en su Palabra y en sus promesas.
"Ciertamente llevó él nuestras enfermedades, y sufrió nuestros dolores" (Isaías 53:4).	Le entrego a Jesús todas mis tristezas y lamentos; me niego a seguir cargándolos.
"A ordenar que a los afligidos de Sion se les dé gloria en lugar de ceniza, óleo de gozo en lugar de luto, manto de alegría en lugar del espíritu angustiado" (Isaías 61:3).	Dios me da gozo en lugar de lamento, manto de alabanza en lugar de angustia.
"Venid a mí todos los que estáis trabajados y cargados, y yo os haré descansar. Llevad mi yugo sobre vosotros, y aprended de mí, que soy manso y humilde de corazón; y hallaréis descanso para vuestras almas" (Mateo 11:28-29).	Echo todas mis cargas, preocupaciones y ansiedad sobre ti, Dios. Como intercambio, acepto tu descanso y paz mental.
"Ahora, pues, ninguna condenación hay para los que están en Cristo Jesús" (Romanos 8:1).	No tengo condenación; derribo todos los pensamientos de condenación.
"Porque las armas de nuestra milicia no son carnales, sino poderosas en Dios para la destrucción de fortalezas, derribando argumentos y toda altivez que se levanta contra el conocimiento de Dios, y llevando cautivo todo pensamiento a la obediencia a Cristo" (2 Corintios 10:4-5)..	Escojo expulsar de mi mente toda preocupación y pensamiento de depresión, y escojo meditar sólo en las promesas de Dios.

Escritura	Mi confesión
"Por nada estéis afanosos, sino sean conocidas vuestras peticiones delante de Dios en toda oración y ruego, con acción de gracias. Y la paz de Dios, que sobrepasa todo entendimiento, guardará vuestros corazones y vuestros pensamientos en Cristo Jesús" (Filipenses 4:6-7).	Me niego a estar ansioso y preocupado; en cambio, oraré y confesaré las promesas de Dios y le daré gracias mientras aún estoy en mi circunstancia. Él entonces me dará paz mental.
"Dad gracias en todo, porque esta es la voluntad de Dios para con vosotros en Cristo Jesús" (1 Tesalonicenses 5:18).	En toda circunstancia, buena y mala, daré gracias y alabanza porque es la voluntad de Dios.
"Porque no nos ha dado Dios espíritu de cobardía, sino de poder, de amor y de dominio propio" (2 Timoteo 1:7).	No temeré ni me preocuparé. Acepto el don prometido de Dios de dominio propio.
"Echando toda vuestra ansiedad sobre él, porque él tiene cuidado de vosotros" (1 Pedro 5:7).	Entrego todas mis preocupaciones y ansiedad a Dios, y me niego a preocuparme.
"En el amor no hay temor, sino que el perfecto amor echa fuera el temor; porque el temor lleva en sí castigo. De donde el que teme, no ha sido perfeccionado en el amor" (1 Juan 4:18).	Dios, tú eres amor. Creo que como tú vives en mí, tu amor en mi interior se vuelve más perfecto. Recibo tu perfecto amor, y al hacerlo desecho todo rastro de temor de mi corazón y mi mente.

RECURSOS PARA LA DEPRESIÓN Y LA ANSIEDAD

Productos nutricionales Divine Health
1908 Boothe Circle
Longwood, FL 32750
Teléfono: (407) 331-7007
Página web: www.drcolbert.com
E-mail: info@drcolbert.com

Complejo vitamínico: Divine Health Multivitamin; Divine Health Living Multivitamin; Divine Health Multivitamin for Stress.

Depresión/ansiedad: Divine Health 5-HTP; Divine Health Chelated Magnesium; GABA; L-teanina; L-tirosine; Divine Health Living B_{12}; Divine Health Melatonin; Divine Health Relora; Divine Health Serotonin Max; Divine Health Stress Manager

Salud hormonal: Divine Health Natural Progesterone Cream

Aceites Omega: Divine Health Omega Pure; Divine Health Living Omega 3

En tiendas de dietética
TryptoPure; SAM-e; hierba de San Juan

Guerra espiritual
Pastor Philip Fortenberry; Reconciliation Encounters
18755 Stone Oak Parkway; San Antonio, TX 78258
Teléfono: (210) 494-3900
E-mail: pfortenberry@sacornerstone.org

Bondage Breaker por Dr. Neil Anderson

Dressed for Battle por Dr. Rick Renner

Terapia dirigida de aminoácidos

NeuroScience
Teléfono: (888) 342-7272
Página web: www.neurorelief.com

WorldHealth.net

Un recurso global para medicina antiedad y para encontrar un doctor especialista en terapia de hormonas bioidénticas.

Sensibilidades alimentarias

Sage Medical Laboratory
Teléfono: (877) SAGELAB
Página web: www.sagemedlab.com

Terapia con luz

SunBox Company
Teléfono: (800) 548-3968
Página web: www.sunbox.com

Terapia de campo de pensamiento

Callahan Techniques
Página web: www.rogercallahan.com

Terapia cognitiva-de conducta

National Association of Cognitive-Behavioral Therapists
P. O. Box 2195; Weirton, WV 26062
Página web: www.nacbt.org

NOTAS

CAPÍTULO 1: ALEGRÍA EN LUGAR DE TRISTEZA

1. R. C. Kessler, W. T. Chiu, O. Demler, and E. E. Walters, "Prevalence, Severity, and Comorbidity of Twelve-Month DSM-IV Disorders in the National Comorbidity Survey Replication (NCS-R)", *Archives of General Psychiatry* 62, no. 6 (Junio 2005): 617–627, referenciado en The National Institute of Mental Health, "The Numbers Count: Mental Disorders in America", 2008, http://www.nimh.nih.gov/health/publications/the-numberscount-mental-disorders-in-america/index.shtml (consultado el 8 de julio de 2009).

2. U.S. Census Bureau, "Population Estimates by Demographic Characteristics. Table 2: Annual Estimates of the Population by Selected Age Groups and Sex for the United States: April 1, 2000 to July 1, 2004 (NC-EST2004-02)", Population Division, U.S. Census Bureau, 9 de junio de 2005, http://www.census.gov/popest/national/asrh/, referenciado en The National Institute of Mental Health, "The Numbers Count: Mental Disorders in America".

3. J. R. Davidson y S. E. Meltzer-Brody, "The Underrecognition and Undertreatment of Depression: What Is the Breadth and Depth of the Problem?" *Journal of Clinical Psychiatry* 60, Suppl. 7 (1999): pp. 4–9.

4. Adaptado de materiales creados por el National Institute of Mental Health's Depression Awareness, Recognition and Treatment (D/ART) Program, Rockville, MD.

5. Kessler, Chiu, Demler, y Walters, "Prevalence, Severity, and Comorbidity of Twelve-Month DSM-IV Disorders in the National Comorbidity Survey Replication (NCS-R)".

6. Ibíd.

7. Organización Mundial de la Salud, *The World Health Report 2004: Changing History*, "Annex Table 3: Burden of Disease in DALYs by Cause, Sex, and Mortality Stratum in WHO Regions, Estimates for 2002" (Geneva, Switzerland: Organización Mundial de la Salud, 2004), referenciado en The National Institute of Mental Health, "The Numbers Count: Mental Disorders in America".

8. Kessler, Chiu, Demler, y Walters, "Prevalence, Severity, and Comorbidity of Twelve-Month DSM-IV Disorders in the National Comorbidity Survey Replication (NCS-R)".

9. U.S. Census Bureau, "Population Estimates by Demographic Characteristics. Table 2: Annual Estimates of the Population by Selected Age Groups and Sex for the United States: April 1, 2000 to July 1, 2004 (NC-EST2004-02)".

10. Kessler, Chiu, Demler, y Walters, "Prevalence, Severity, and Comorbidity of Twelve-Month DSM-IV Disorders in the National Comorbidity Survey Replication (NCS-R)".

11. Belinda Rowland y Teresa G. Odle, "Depression", Healthline.com, http://www.healthline.com/galecontent/depression-1/5 (consultado el 10 de julio de 2009).

12. J. B. Overmier y M. E. P. Seligmann, "Effects of In escapable Shock Upon Subsequent Escape and Avoidance Responding", *Journal of Comparative and Physiological Psychology* 64 (1967), pp. 28–33.

13. J. Mendlewicz, ed. *Management of Depression With Monoamine Precursors* (n.p.: S. Karger Publishing, 1983).

14. R. C. Kessler, P. A. Berglund, O. Demler, R. Jin, y E. E. Walters, "Lifetime Prevalence and Age-of-Onset Distributions of DSM-IV Disorders in the National Comorbidity Survey Replication (NCS-R)", *Archives of General Psychiatry* 62, no. 6 (2005): pp. 593–602, referenciado en The National Institute of Mental Health, "The Numbers Count: Mental Disorders in America".

15. Carol E. Watkins, MD, "Depression in Children and Adolescents", Northern County Psychiatric Associates, http://www.ncpamd.com/cadepress.htm (consultado el 10 de julio de 2009).

16. R. E. Rector, K. A. Johnson, y L. R. Noyes, "Sexually Active Teenagers Are More Likely to Be Depressed and to Attempt Suicide", Washington DC: A report from the Heritage Center for Data Analysis, The Heritage Foundation, Publication CDA 03-04, 2 junio 2005, referenciado en Joe S. McIlhaney Jr., MD, y Freda McKissic Bush, MD, *Hooked: New Science on How Casual Sex Is Affecting Our Children* (Northfield Publishing: Chicago, 2008), p. 20.

17. National Alliance for the Mentally Ill, "Impaired Serotonin Activity Can Be Seen in People With Depression", 21 de agosto de 1996.

Capítulo 2: Paz en lugar de ansiedad

1. Kessler, Chiu, Demler, y Walters, "Prevalence, Severity, and Comorbidity of Twelve-Month DSM-IV Disorders in the National Comorbidity Survey Replication (NCS-R)".

2. National Mental Health Association, "Anxiety Disorders and Depression", Finding Hope and Help Fact Sheet, http://www.marquette.edu/counseling/ files/anxiety.pdf (consultado el 10 de julio de 2009).

3. Kessler, Chiu, Demler, y Walters, "Prevalence, Severity, and Comorbidity of Twelve-Month DSM-IV Disorders in the National Comorbidity Survey Replication (NCS-R)".

4. Ibíd.

5. Ibíd.

6. Ibíd.

7. Martin M. Antony, PhD, "Specific Phobia", http://www.anxietytreatment.ca/ specifi cP.htm (consultado el 7 de julio de 2009).

8. Kessler, Chiu, Demler, y Walters, "Prevalence, Severity, and Comorbidity of Twelve-Month DSM-IV Disorders in the National Comorbidity Survey Replication (NCS-R)".

9. Ibíd.

10. Ibíd.

11. Roger Callahan, *Tapping the Healer Within* (Columbus, OH: McGraw-Hill, 2002). Citado en *Publishers Weekly* review subido en Amazon.com, http://www.amazon.com/Tapping-Healer-Within-Th ought-Field-Instantly/ dp/0809298805 (consultado el 10 de julio de 2009).

Capítulo 3: Una vida llena de gozo con nuevos patrones de pensamiento

1. David Yonggi Cho, *Fourth Dimensional Living in a Three Dimensional World* (Orlando, FL: Bridge-Logos, 2006) pp. 30–31, 33.

2. Ibíd., p. 55.

Capítulo 4: Una vida llena de gozo con nutrición adecuada y dieta

1. Charles Parker, "Celia Notes: Opiate Withdrawal from Gluten and Casein?" referenciado en "Veggy Opiates—Stopping Milk and Wheat", http://www. happycow.net/forum/vegetarian/view_topic.php?id=218 (consultado el 13 de agosto de 2009).

2. Yahoo! Green, "How to Green Your Coffee and Tea", http://green.yahoo. com/global-warming/treehugger-218/how-to-green-your-coff ee-and-tea.html (consultado el 13 de julio de 2009).

3. J. Hintikka, T. Tolmunen, K. Honkalampi, et al., "Daily Tea Drinking Is Associated With a Low Level of Depressive Symptoms in the Finnish General Population", *European Journal of Epidemiology* 20, no. 4 (2005): pp. 359–363, referenciado en Terri Mitchell, "Natural Support for Sleep, Mood, and Weight", *Life Extension Magazine*, Enero 2006, http://www.lef.org/ magazine/mag2006/jan2006_report_theanine_02.htm (consultado el 13 de julio de 2009).

4. StashTea.com, "Caffeine Information on Tea", http://www.stashtea.com/ caffeine.htm (consultado el 13 de julio de 2009).

5. Rich Maloof, "Omega-3 Fatty Acids", MSN Health and Fitness, http://health. msn.com/health-topics/high-blood-pressure/articlepage.aspx?cp-documentid=100135054# (accesado 13 julio 2009); Carolin Small, "On Tenure Track: Joseph Hibbeln", *The NIH Catalyst*, Mayo–Junio 2008, http://www.nih. gov/catalyst/2008/08.05.01/page10.html (consultado el 13 de julio de 2009).

6. Paul J. Sorgi, Edward M. Hallowell, Heather L. Hutchins, y Barry Sears, "Effects of an Open-Label Pilot Study With High-Dose EPA/ DHA Concentrates on Plasma Phospholipids and Behavior in Children With Attention Deficit Hyperactivity Disorder", *Nutrition Journal* 6, no. 16 (13 julio 2007), http://www.pubmedcentral.nih.gov/articlerender. fcgi?pmid=17629918 (consultado el 13 de julio de 2009).

7. American Heart Association, "2010 Dietary Guidelines", 23 enero 2009, http://www.cnpp.usda.gov/Publications/DietaryGuidelines/2010/Meeting2/ CommentAttachments/AHA-220e.pdf (consultado el 13 de julio de 2009).

8. Kristen A. Bruinsma and Douglas L. Taren, "Dieting, Essential Fatty Acid Intake, and Depression", *Nutrition Reviews* 58 (April 2000): 98–108, referenciado en "Dieting and Depression", NaturalWellness.com, http://naturalwellness. com/catalog/dieting-depression.php (consultado el 13 de julio de 2009).

CAPÍTULO 5: UNA VIDA LLENA DE GOZO
CON SUPLEMENTOS NUTRICIONALES

1. Dana E. King, Arch G. Mainous III, Mark E. Geesey, y Robert F. Woolson, "Dietary Magnesium and C-reactive Protein Levels", *Journal of the American College of Nutrition* 24, no. 3 (Junio 2005): pp. 166–171, http://www.jacn. org/cgi/content/full/24/3/166 (consultado el 13 de julio de 2009).

2. Maggie Fox, "Antidepressant Use Doubles in U.S., Study Finds", Reuters. com, 4 agosto 2009, http://www.reuters.com/article/healthNews/ idUSTRE5725E720090804 (consultado el 13 de agosto de 2009).

3. Rowland and Odle, "Depression".

4. T. C. Birdsall, "5-Hydroxytryptophan: A Clinically-Effective Serotonin Precursor", *Alternative Medical Review* 3, no. 4 (Agosto 1998): pp. 271–280, resumen visto en PubMed.gov, http://www.ncbi.nlm.nih.gov/ pubmed/9727088 (consultado el 13 de julio de 2009).

5. National Center for Complementary and Alternative Medicine, "St. John's Wort and Depression", http://nccam.nih.gov/health/stjohnswort/sjw-and-depression.htm (consultado el 13 de julio de 2009).

6. K. Lu, M. A. Gray, C. Oliver, et al., "The Acute Effects of L-theanine in Comparison With Alprazolam on Anticipatory Anxiety in Humans", *Hum Psychopharmacol.* 19, no. 7 (Octubre 2004): pp. 457–465, referenciado en Tiesha D. Johnson, RN, BSN, "Theanine vs. Xanax: Comparison of Effects", *Life Extension Magazine*, Agosto 2007, http://www.lef.org/magazine/ mag2007/aug2007_report_stress_anxiety_02.htm (consultado el 13 de julio de 2009).

7. Dean Wolfe Manders, "The FDA Ban of L-Tryptophan: Politics, Profits and Prozac", *Social Policy* 26, no. 2 (Invierno 1995).

8. College of Tropical Agriculture and Human Resources, "Kava: Can New Research Findings Restore a Tarnished Image?" University of Hawaii at Manoa, 2 mayo 2003, http://www.ctahr.hawaii.edu/ctahr2001/ CTAHRInAction/May_03/kava.asp (consultado en línea el 13 de julio 2009); Mark Blumenthal, "Kava Safety Questioned Due to Case Reports of Liver Toxicity", *HerbalGram* 55 (2002): pp. 26–32, http://content.herbalgram.org/ bodywise/herbalgram/articleview.asp?a=2147 (consultado el 13 de julio de 2009).

9. Stephen Daniells, "Berkem Builds Science to Support Anti-Stress Ingredient", NutraIngredients.com, 22 marzo 2007, http://www.nutraingredients.com/ Research/Berkem-builds-science-to-support-anti-stress-ingredient (consultado el 13 de julio de 2009).

10. Osvaldo P. Almeida, Bu B. Yeap, Graeme J. Hankey, Konrad Jamrozik, y Leon Flicker, "Low Free Testosterone Concentration as a Potentially Treatable Cause of Depressive Symptoms in Older Men", *Archives of General Psychiatry* 65, no. 3 (Marzo 2008), http://archpsyc.ama-assn.org/cgi/content/full/65/3/283 (consultado el 13 de julio de 2009).

Capítulo 6: Una vida llena de gozo con ejercicio y descanso

1. Andrea L. Dunn, Madhukar H. Trivedi, James B. Kampert, Camilla G. Clark, y Heather O. Chambliss, "The DOSE Study: A Clinical Trial to Examine Efficacy and Dose Response of Exercise as Treatment for Depression", *Controlled Clinical Trials* 23, no. 5 (Octubre 2002): pp. 584–603, resumen visto et http://www.journals.elsevierhealth.com/periodicals/cct/article/PIIS019724560200226X/abstract (consultado el 13 de agosto 2009).

2. United Press International, "Study: Aerobic Exercise Fights Depression", RedOrbit.com, http://www.redorbit.com/news/health/122026/study_aerobic_exercise_fights_depression/index.html (consultado el 13 de julio de 2009).

Capítulo 7: Una vida llena de gozo con la Palabra de Dios

1. D. D. Danner, D. Snowden, and W. V. Friesen, "Positive Emotions in Early Life and Longevity: Findings From the Nun Study", *Journal of Personality and Social Psychology* 80 (2001): pp. 804–813, referenciado en Charles D. Kerns, "Counting Your Blessings Will Benefit Yourself and Your Organization", *Graziadio Business Report*, http://gbr.pepperdine.edu/064/gratitude.html#_edn7 (consultado el 14 de julio de 2009).

2. QuotationsBook.com, http://www.quotationsbook.com/quote/17764/ (consultado el 14 de julio de 2009).

Don Colbert, Doctor en Medicina, nació en Tupelo, Mississippi. Estudió en la Escuela de Medicina Oral Roberts en Tulsa, Oklahoma, donde obtuvo una licenciatura de ciencias en biología además de su título en medicina. El Dr. Colbert completó sus prácticas y su residencia en el Florida Hospital en Orlando, Florida. Es un médico certificado en medicina de familia y medicina antiedad, y ha recibido una amplia formación en medicina nutricional.

Si le gustaría tener más
información sobre sanidad natural y divina,
o información sobre
productos nutricionales Divine Health,
puede ponerse en contacto con el Dr. Colbert en:

DON COLBERT, MD

1908 Boothe Circle

Longwood, FL 32750

Teléfono: 407-331-7007 (sólo para pedidos de productos)

La página web del Dr. Colbert es:

www.drcolbert.com

Aviso: el Dr. Colbert y el personal de Divine Health Wellness Center tienen prohibido tratar una enfermedad médica del paciente por teléfono, fax o correo electrónico. Por favor, refiera las preguntas relacionadas con su enfermedad médica a su propio médico de atención primaria.

Libros en español del Dr. Don Colbert:

La cura bíblica para el cáncer — ISBN: 978-0-88419-804-8

La cura bíblica para el DDA y la hiperactividad — ISBN: 978-0-88419-900-7

La cura bíblica para el síndrome premenstrual — ISBN: 978-0-88419-820-8

La cura bíblica para la acidez y la indigestión — ISBN: 978-0-88419-802-4

La cura bíblica para la artritis — ISBN: 978-0-88419-803-1

La cura bíblica para la depresión y la ansiedad — ISBN: 978-0-88419-805-5

La cura bíblica para la diabetes — ISBN: 978-0-88419-800-0

La cura bíblica para la presión alta — ISBN: 978-0-88419-824-6

La cura bíblica para las alergias — ISBN: 978-0-88419-822-2

La cura bíblica para las enfermedades del corazón — ISBN: 978-0-88419-801-7

La cura bíblica para los dolores de cabeza — ISBN: 978-0-88419-821-5

La cura bíblica para perder peso y ganar músculo — ISBN: 978-0-88419-823-9

La cura bíblica para los problemas de la próstata — ISBN: 978-1-59979-409-9

La cura bíblica para el resfriado, la gripe y la sinusitis — ISBN: 978-1-59979-407-5

La cura bíblica para el estrés — ISBN: 978-1-59979-408-2

La cura bíblica para la menopausia — ISBN: 978-1-59979-410-5

La cura bíblica para la pérdida de la memoria — ISBN: 978-1-59979-406-8

La cura bíblica para el colesterol alto — ISBN: 978-1-59979-405-1

La nueva cura bíblica para el cáncer — ISBN: 978-1-61638-094-6

La nueva cura bíblica para la diabetes — ISBN: 978-1-61638-510-1

La nueva cura bíblica para el estrés — ISBN: 978-1-61638-310-7

La nueva cura bíblica para la depresión y la ansiedad — ISBN: 978-1-61638-813-3

La nueva cura bíblica para las enfermedades del corazón — ISBN: 978-1-61638-093-9

La nueva cura bíblica para la osteoporosis — ISBN: 978-1-62136-117-6

Buena salud a través de la desintoxicación y el ayuno — ISBN: 978-1-59185-978-9

Los siete pilares de la salud — ISBN: 978-1-59979-036-7

La dieta "Yo sí puedo" de Dr. Colbert — ISBN: 978-1-61638-038-0

Libérese de las toxinas — ISBN: 978-1-61638-556-9